现代实用口腔医学著译丛书

Contemporary Orthodontic Technology
and Clinical Thinking

现代口腔正畸技术与临床思维

张栋梁　主编

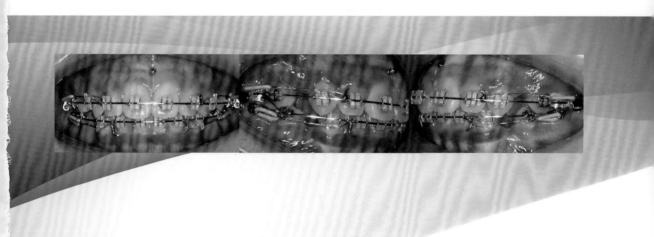

清华大学出版社

北　京

图书在版编目（CIP）数据

现代口腔正畸技术与临床思维 / 张栋梁主编. －－北京：清华大学出版社，2016（2023.10重印）
（现代实用口腔医学著译丛书）

ISBN 978-7-302-43143-5

Ⅰ．①现… Ⅱ．①张… Ⅲ．①口腔正畸学 Ⅳ．①R783.5

中国版本图书馆 CIP 数据核字（2016）第 035059 号

责任编辑：李　君　王　华
封面设计：戴国印
责任校对：刘玉霞
责任印制：沈　露

出版发行：清华大学出版社
　　　　　网　　　址：http://www.tup.com.cn，http://www.wqbook.com
　　　　　地　　　址：北京清华大学学研大厦 A 座　　　　邮　　编：100084
　　　　　社 总 机：010-83470000　　　　　　　　　　邮　　购：010-62786544
　　　　　投稿与读者服务：010-62776969，c-service@tup.tsinghua.edu.cn
　　　　　质量反馈：010-62772015，zhiliang@tup.tsinghua.edu.cn
印 装 者：涿州汇美亿浓印刷有限公司
经　　销：全国新华书店
开　　本：185mm×260mm　　　　印　张：9.25　　　　字　数：202 千字
版　　次：2016 年 9 月第 1 版　　　　　　　　　　印　次：2023 年 10 月第 9 次印刷
定　　价：138.00 元

产品编号：066930-01

编者名单

主　编　张栋梁

编　者　张栋梁　何　欣　高　原
　　　　吴彬彬　高　雪　谷颖之

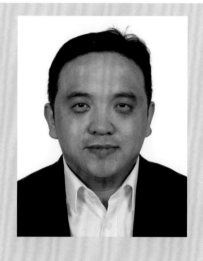

张栋梁

医学博士，主任医师，教授，研究生导师
首都医科大学附属北京口腔医院，正畸科
北京市科技新星
北京市卫生系统高层次人才
北京市医学学科骨干
德国波恩大学临床访问学者
德国学术交流中心 DAAD 奖学金获得者
欧亚正畸医师协会执行委员
欧洲正畸医师协会会员
长期从事口腔正畸医疗、教学、科研工作。主持完成国家自然基金 2 项，北京市科研项目 5 项，发表文章 30 余篇，持有临床技术专利 7 项。

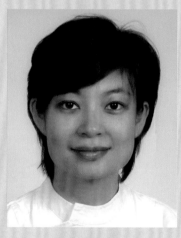

何欣

首都医科大学附属北京口腔医院正畸科
擅长错𬌗畸形矫治，颅颌面发育肌功能异常诊断及矫治
主持参与国家级两项，省部级课题 3 项

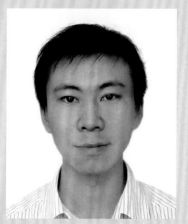

高原

正畸医学硕士
北京腾屹口腔医学技术研究执行董事、临床病例总监
Customized Smile 数字化目标导向隐形正畸创始人
中国隐形正畸协会组创人之一
师从张栋梁教授，曾多次赴韩国、英国等地研修
擅长舌侧正畸，参与研发多项正畸专利并发表多篇文章

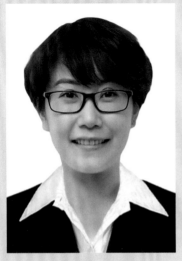

吴彬彬
吉林大学白求恩医学院学士
首都医科大学北京口腔医院研修 3 年
北京斯迈尔齿科创始人之一兼正畸中心主任
美国 3M Incognito 舌侧隐形矫治认证医师
Invisalign 隐适美认证医师

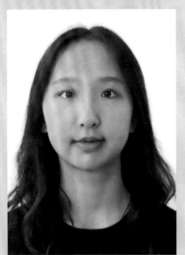

高雪
首都医科大学附属北京口腔医院口腔正畸学硕士
擅长儿童及成人各类错𬌗畸形矫治，成人舌侧隐形矫治
口腔医学翻译，讲师
曾多次赴韩国 KNU dental hospital 学习

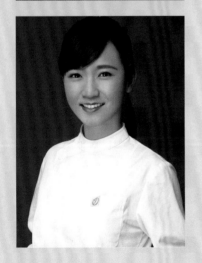

谷颖之
首都医科大学附属北京口腔医院硕士
师从张栋梁教授
现任北京 MRC 早期矫治国际翻译
MRC 早期矫治讲师
擅长青少年错𬌗畸形的矫治及成人矫治

近年来，随着口腔正畸学的快速发展，国内从事口腔正畸临床工作的队伍也在不断地扩大。对于正畸医生而言，新的时代充满了更多的机遇和挑战，这就要求我们正畸医生更多地学习新理念、新知识和新技术。

由张栋梁教授编写的《现代口腔正畸技术与临床思维》一书，吸收了近年来国内外正畸临床诊疗技术的最新理念和临床操作精髓，同时更多地融入了作者多年临床工作经验的积累。张栋梁教授曾留学以生物力学及功能矫治而著名的德国波恩大学牙学院，师从正畸系主任 Andreas Jaeger 教授。

在本书中，作者从临床操作、常见病例诊断及设计、疑难病例遵循的治疗原则、矫治风险评估、保持的理念、舌侧矫治这六方面入手，对当代口腔正畸常见诊疗技术、临床诊断矫治思路及矫治风险均进行了详尽的说明。内容阐述透彻、简明，临床实用性强，对于开展正畸工作的青年医师以及在读研究生，是一本适宜的参考书。

白玉兴

主任医师 教授 博士生导师

首都医科大学附属北京口腔医院

2016 年 7 月

写给读者的话

本书重点讲述的是正畸理论与实践的临床经验和感悟。这本书可以作为年轻口腔正畸医生和研究生的临床工作笔记。

我们每天给很多正畸患者诊断治疗，常在河边走，哪有不湿鞋。做得多，自然错的就多。每一次的失败和错误都使我们内心煎熬和自我怀疑。临床中遇到的困难和问题促使我不停地阅读各类正畸书籍，包括中文和英文。渐渐地我进入一种循环状态中：临床病例激发出读书的热情和需求，读书中积累出临床工作的动力。

成功的是经验，失败的是教训。我慢慢地发现，成功和失败都是如此宝贵的财富。

1999 年，我步入正畸的殿堂，首先接触的是片段弓矫治技术和 Burstone 的生物力学。当时痴迷的是分析建立在静态力平衡法则基础上的力学机制。期望能够准确地控制和预测牙齿移动，力矩 / 力（*M/F*）的比值分析，悬臂定量施加转矩体系等，这些让我着迷的物理力学知识，让我在临床中既遇到惊喜，又遇到新的困难：过长的椅旁操作时间，还不足够熟练的弯钢丝技术，复杂的口内矫治设计出错率显得更高。我又陷入了迷茫。为什么自以为精准计算的力学分析在现实中看不到存在呢？迷茫中，我遇到了亚历山大矫治技术，当我跟亚历山大谈起力矩（moment）的时候，他不屑的眼神仿佛让我看到了新的希望。正畸之旅中，每次希望之后又都是新的困惑。如果你是这本书的读者，看到我内心的这些真实想法居然和你曾经有一样的困惑和艰难，你应该释然了。再后来我开始学习和使用 OPAK、MBT、MEAW 等矫治技术。学习正畸之初的深覆𬌗矫治问题带着我走了一圈，仿佛又回到了原点，我开始怀疑是不是方丝弓托槽设计有他自身的缺陷？在我阅读 Graber 编写的《口腔正畸学：原理与技术》（*orthodontics: current principle and techniques*）一书中，读到了 Tip-Edge 矫治技术。然后像捞到救命稻草一样，去了美国 la Porte 在 Kesling 的诊所开始学习 Tip-Edge PLus。同样两年后新的迷茫又把我带到了凯斯（Case western）和图森（Tucson）：我开始学习 Tweed。尽管 Tweed 很古老，但是，定向力矫治理念、转矩控制和精准的弯丝技术将我的正畸之路变得更宽广、更多彩，我不再怀疑我自己了。从 2004 年开始，我们率先在国内使用种植支抗，经历了几千颗种植钉的植入和临床应用后，我们对如何提高种植支抗的稳定性，种植支抗对正畸临床技术的洗心革面式的提高深有体会。种植支抗能够简单有效地矫治𬌗平面倾斜、开𬌗、后牙垂直高度控制等疑难问题。

在日复一日的临床和读书中，提示我是不是应该做一些具有特色性的工作呢？2000 年我在波恩大学学习的时候，我注意到 incognito，并且坚定地认为舌侧的未来就应该是个性化设计和制作。现在看来，这是幼稚的观点。我们首先建立起来的是改良的 Hiro 舌侧技工程序和 STB 矫治技术。舌侧矫治的复杂性和拔牙病例前牙转矩的失控曾一度让我产生放弃的想法，还好咬着牙坚持下来。因为临床工作没有退路给我们。慢慢地，有一种技术像春风般吹向被舌侧折磨得要死要活且疲惫的我：舌侧 2D 矫治技术。痛定思痛：我们认为不拔牙病例，或者前牙转矩不需要控制的病例可以使用直接粘结的舌侧 2D 矫治技术，对于拔牙病例，前牙转矩控制要求高的病例应该使用垂直槽沟带状弓。

多年间涌动在内心的临床感悟促使我开始写出这些临床文章。当我把写好的这些文章在网络上与大家分享的时候，很多医生感觉到很实用，是干货，没有虚的话。这是对我写的文章的最高评价。把这些文章总结起来就汇集成了这本书。为了对得起这本书的读者，我和我的学生们进行了反复地校对和修改。希望我们的努力和用心能被你们感知。

张栋梁

2016 年 7 月

目　录

第1章

准确安装矫治器及临床注意事项

如何正确粘结托槽

正确粘结托槽的方法如下：粘托槽的时候，如果无法明确判断牙齿的三维形态，可以把石膏模型放在旁边。最好在粘托槽之前，仔细分析石膏模型，观察牙齿的三维形态。一定要从𬌗面检查托槽是否在牙齿的近远中向的中心位置，可以利用口镜在口内从𬌗面观察托槽位置。必要时，也可以根据全景片明确牙体长轴（图1-1，图1-2）。

1. 双尖牙的托槽要与牙长轴一致，垂直向位置应该在临床冠中心偏向龈方（图1-3，图1-4）。

2. 前牙3-3，托槽的垂直高度应该在临床冠中心，但是同时还要彼此高度协调（表1-1）。

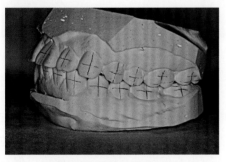

图1-1
模型上测量牙长轴和临床冠中心

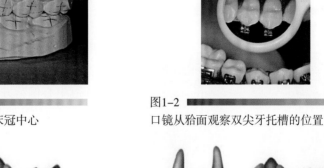

图1-2
口镜从𬌗面观察双尖牙托槽的位置

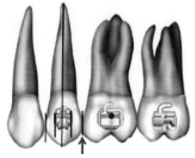

图1-3
双尖牙托槽与牙长轴一致

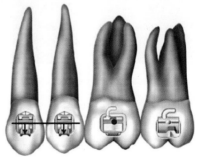

图1-4
双尖牙托槽位于临床冠中心偏龈方

表 1-1 托槽定位表（单位：mm）					
上　颌			下　颌		
3	2	1	3	2	1
6	5.5	6	5.5	5	5
5.5	5	5.5	5	4.5	4.5
5	4.5	5	4.5	4	4
4.5	4	4.5	4	3.5	3.5
4	3.5	4	3.5	3	3

（"平均值"标注于第三行左侧）

磨牙带环

上颌带环需要带有口外弓管，下颌带环舌侧选择带蝴蝶翼的。这样方便在后期必要的时候进行磨牙交互牵引。（图 1-5，图 1-6）

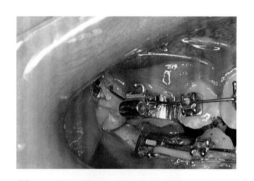

图1-5
上颌带口外弓的带环

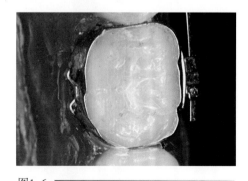

图1-6
下颌带舌侧蝴蝶翼的带环

1. 试带环的时候，不要选择过紧的带环，带环太小无法在磨牙牙冠上做调整；带环也不能太大，不要指望用粘结剂充填过大的带环和牙冠空间，过大的带环在矫治过程中很容易脱落。要保证带环的颊管位置应该在磨牙牙冠的临床冠中心，带环颊管的近中边缘应与磨牙的近中颊尖中央脊对齐，颊管与磨牙近远中颊尖连线平行。（图 1-7）

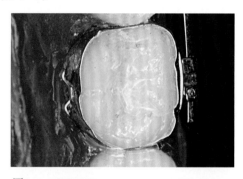

图1-7
带环的正确位置

2. 颊面管的粘结定位，第一磨牙的颊面管应位于牙齿的临床冠中心，与磨牙近远中颊尖连线平行，上颌第二磨牙的颊面管位于临床冠中心偏𬌗方 0.5mm。如此可以保存上颌磨牙后部的补偿曲线。（图 1-8，图 1-9）

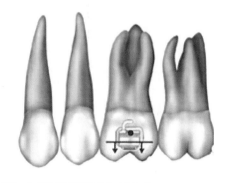

图1-8
第一磨牙

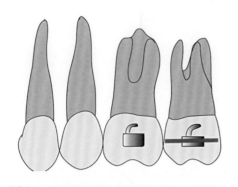

图1-9
第二磨牙

3. 儿童的磨牙通常使用带环，成人的磨牙通常使用颊面管。

托槽、带环的脱落

托槽、带环的脱落是正畸临床很常见的现象。除了患者不在意、不配合的原因，还要从我们治疗过程中找原因。

1. 咬𬌗干扰容易导致托槽脱落：建议在患者戴矫治器初期不要过早地粘下颌托槽，这样既能增加舒适性，又能减少托槽的脱落率。

2. 𬌗垫因素：下颌粘托槽的时候，如果上颌牙尖咬到了下颌托槽上，可以在上颌磨牙工作尖的工作面做树脂𬌗垫。很多人喜欢在下颌牙面做玻璃离子𬌗垫，但玻璃离子很容易被磨耗掉，同时患者张口就会被看见，美观性差，并且由于玻璃离子与牙体颜色接近，去除时也容易损伤牙体组织，所以建议在上颌使用蓝色树脂𬌗垫。（图 1-10）

3. 隔湿因素：粘托槽的时候，要做到抛光、酸蚀、吹干、充分隔湿。除了防止

唾液污染酸蚀牙面，还要防止牙龈出血对牙面的污染。对于牙龈容易出血的患者，需要先洗牙，几天后再粘托槽。（图 1-11，图 1-12）

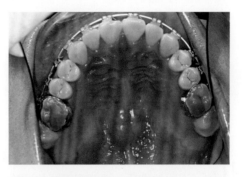

图1-10
蓝色树脂𬌗垫

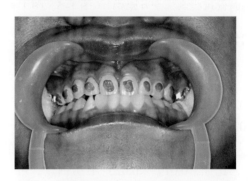

图1-11
隔湿、酸蚀

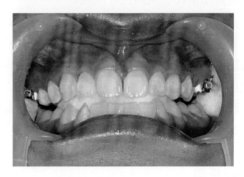

图1-12
吹干、隔湿

第2章

托槽的选择

可供我们使用的托槽有很多种，不同的品牌，不同的设计，甚至有不同的矫治理念。选择哪种合适呢？应该说各有利弊。

如何选择槽沟尺寸

托槽槽沟尺寸有两种 2228（0.022″×0.028″，简称 2228）系统和 1825（0.018″×0.025″，简称 1825）系统。

1. 2228 系统的槽沟可以容纳粗一些的丝，比如，0.019″×0.025″ 不锈钢丝，可以允许牙齿在弓丝上滑动，不容易变形。因此适合用滑动法关闭拔牙间隙。

2. 1825 系统的槽沟，其工作弓丝可以换到 0.017″×0.025″，比较适合用关闭曲关闭间隙。因此，我们可以根据关闭拔牙间隙的方法来选择槽沟尺寸。简言之：2228 系统槽沟适合滑动关闭间隙，1825 系统适合关闭曲关闭间隙。

自锁托槽

被动自锁托槽，被动锁扣的设计在矫治期间比较坚固耐用，不容易变形。而且被动自锁的摩擦力更低。（图 2-1）

轻度拥挤的不拔牙病例，我们将 MBT 数据的被动自锁托槽倒置粘结（仅限于上

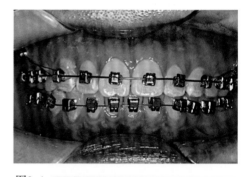

图2-1
自锁托槽

颌），如此形成的上前牙负转矩在后期方丝阶段可以保持上前牙直立，后牙段的正转矩有利于后牙扩弓。（图 2-2，图 2-3）

对于带有骨性上颌前突的病例，我们使用高转矩的被动自锁托槽，用于弥补被动自锁带来的转矩丢失。上前牙的转矩分别为 22°和 14°。拔牙病例中，滑动关闭间

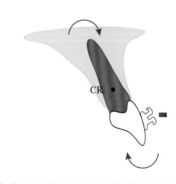

图2-2
前牙负转矩

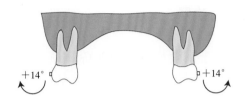

图2-3
后牙正转矩

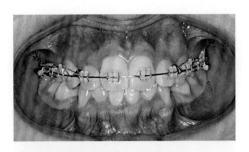

图2-4
单晶高转矩托槽

隙的应力集中区在尖牙段，尖牙的转矩通常不够。因此我们重新设计了上尖牙转矩，正 11°。

　　Ⅱ类病例控制下前牙直立于基骨是矫治成功的关键。MBT 把下前牙设计为 −6° 转矩。我们发现：Ⅱ类病例的下前牙负转矩需要增加，而且下尖牙很容易舌倾斜，使得下尖牙间宽度减小，不利于下前牙后期的稳定保持。因此我们把下前牙 123 的转矩分别设计为 −10°、−10° 和 +6°。

　　我们把这类重新设计的托槽定义为高转矩数据：

　　　上中切牙：+22°

　　　上侧切牙：+14°

　　　上尖牙：+11°

　　　下中切牙：−10°

　　　下侧切牙：−10°

　　　下尖牙：+6°

　　其余角度等同于 MBT 数据。

单晶托槽

　　成年人在矫治的同时还需兼顾美观：临床上更多使用的是单晶托槽。同样的，单晶托槽也有 MBT 数据和高转矩之分。具体选择方法参照自锁托槽的选择原则。

　　目前市面上的单晶托槽都存在一个缺点：不能承受过大的弓丝转矩，托槽体容易碎裂。因此对于那些需要控根的病例，建议使用高转矩托槽。（图 2-4）

舌侧

　　对于有美观要求高的患者，我们采用舌侧矫治技术。但是有些病例不适合舌侧：①牙周病；②过小牙齿；③骨性问题严重。

　　1. 对于不拔牙的病例，建议使用舌侧 2D 矫治技术。（图 2-5，图 2-6）

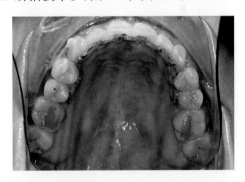

图2-5
舌侧 2D（上颌）

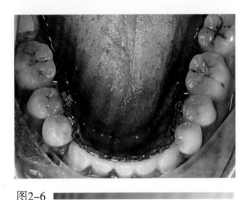

图2-6
舌侧 2D（下颌）

2. 拔牙病例我们建议使用垂直槽沟带状弓，能够有效地控制前牙转矩。（图2-7，图2-8）

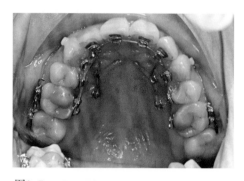

图2-7
垂直槽沟托槽（上颌）

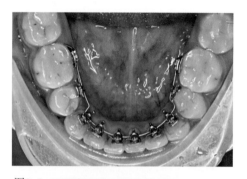

图2-8
垂直槽沟托槽（下颌）

功能矫治器

对于高角患者，功能矫治预后不好。因此我们建议只针对均角或者低角的患者使用功能矫治器。MRC矫治系列不适用于矫治骨性错𬌗，只适用于替牙期牙齿萌出过程中的骨性Ⅰ类病例。（图2-9，图2-10）

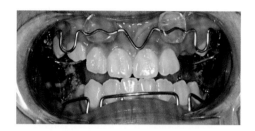

图2-9
FR Ⅲ功能矫治器

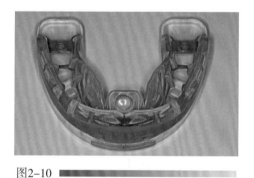

图2-10
Myobrace 肌功能矫治器

第3章

不拔牙矫治程序

很多患者来找我做矫正，是因为听说我可以不拔牙矫正。这是典型的误传，只不过是能更多地把握住不拔牙的机会。把握住这些机会，拔牙的概率就会降低。很多因素都可以给我们提供不拔牙矫正的机会。这涉及对患者生长潜能的了解，对患者和家长心态的理解，以及对患者自身习惯和内心感受的掌控。很多时候，患者拒绝拔牙，表面上是恐惧拔牙，实际上更多的是因为还没有对医生建立起足够的信任。当我自己作为患者躺在牙椅上张开嘴，让医生在我嘴里操作的时候，我发现这真的需要很大的勇气和对医生有足够的信任。

不拔牙病例的选择

下面的一些情况提示我们采用不拔牙矫治方案：

1. 很多介于拔牙和不拔牙之间的临界病例，通常选择先不拔牙。先不拔牙排齐，你会发现有很多意想不到的好处。不要过早地拔牙，没人要求你一定要在粘托槽之前把牙拔了。完全可以把拔牙的时间推迟到牙齿排齐之后。就像在生活中的很多问题一样，一时看不清楚的，多耐心等待，时间能帮助我们擦亮眼睛。（图3-1，图3-2）

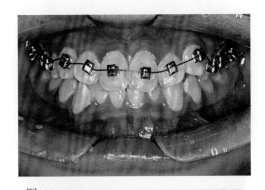

图3-1
拥挤的边缘病例

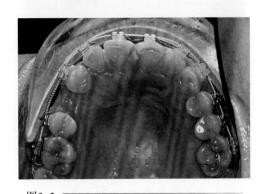

图3-2
推簧拓开间隙

2. 儿童的牙齿生长发育很重要，尤其是男孩子，12岁左右的，均角或者低角面型的。即便牙齿前突不齐，通常都不拔牙。口外弓，上颌四眼簧扩弓能给我们很多惊喜。骨骼的生长是不拔牙的重要前提。不要忽略这个"不拔牙排齐的帮手"。

3. 不要看到牙齿不齐，就急着拔牙，首先要想到牙弓形态是否正常。很多时候牙齿不齐都是由于牙弓狭窄造成的。可以使用四眼簧扩弓，口外弓引导矫治力向远中。这都是不拔牙排齐的好方法。（图3-3，图3-4）

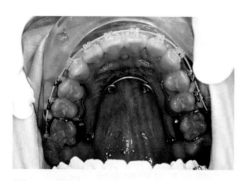
图3-3
四眼簧扩弓

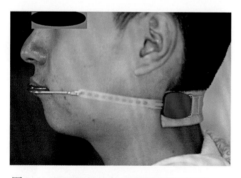
图3-4
口外弓

4. 对于成人，种植支抗是非常好的不拔牙神器。尤其种植支抗配上拉簧，在不锈钢丝的平台上，耐心等几个月，牙齿排列所需的空间就出来了。（图3-5）

5. 牙齿片切是不拔牙矫治的方法之一，业界有争论，有些医生和患者甚至比较抵触。但是有牙周问题的成人病例是片切的良好适应证。因为片切不仅能提供5～10mm的间隙，而且片切使成人相邻牙之间形成面接触，这要比点接触更稳定。

此外，我们深有体会，不拔牙不一定就是正确的。我们做了很多远中移动牙齿

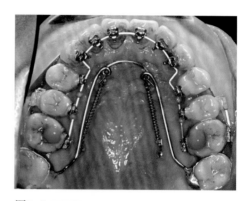
图3-5
种植支抗远中移动磨牙

的事情，而自然牙列产生的咀嚼力和肌肉力对牙齿的合力，却能使牙齿伸长和近中移动，其实我们在做与自然生理相违背的事情。因此，不拔牙排齐的稳定性要仔细考量。

6. 另外不拔牙矫治的保持也非常重要。这种情况下我更信赖压膜。虽然舌侧保持丝也很好，但是有时候个别牙的舌侧保持丝松脱，患者无法察觉，往往是牙不齐了才发现，只能亡羊补牢了。

不拔牙矫治程序

1. 先做上颌，下颌通常要等3个月后再粘托槽。一般在第二次复诊的时候，儿童做口外弓，成人做种植支抗，千万不要等到前牙唇倾了再做这些。一根镍钛丝在托槽里面，我们无法估计出矫治力的方向。理论上牙齿一定朝向力量薄弱的地方移动，嘴唇口裂就是最薄弱的地方，排齐时如果不用口外弓或者种植支抗控制加力的方向，前牙唇倾几乎无法避免。

2. 上颌弓丝更换顺序0.012″-0.014″-0.016″-0.018″镍钛，然后过渡到0.020″不锈钢圆丝做欧米加曲远中结扎（图3-6）。为什么不用方丝呢？因为直丝弓托槽上前牙是正转矩，方丝容易使上前牙唇倾。另

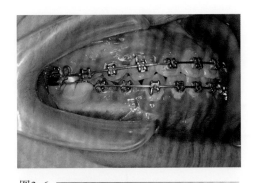

图3-6
欧米加曲远中结扎

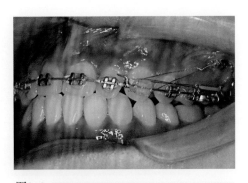

图3-8
种植支抗整体内收上前牙

外上颌换丝的频率不要过快，尤其对于拥挤程度稍大的病例，过快的换丝频率会使排齐速度增快。但惨痛的代价就是前牙唇倾，不拔牙矫治前牙唇倾是大忌。

3. 下颌弓丝更换顺序 0.014″–0.016″–0.018″–0.019″×0.025″ 镍钛，必要时过渡到 0.019″×0.025″ 不锈钢丝。

4. 后期需要做咬殆精细调整的时候，就把丝换软些，然后做必要的颌间牵引，兔子皮筋（3/16″）很常用。（图 3-7）

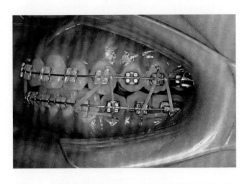

图3-7
颌间牵引

不拔牙矫治注意事项

1. 牙齿排齐阶段，容易出现前牙覆盖加大，这是常见的现象。首先可以继续使用口外弓，或者种植支抗整体内收上前牙（图3-8），此时猴子皮筋（3/8″）Ⅱ类牵引也是非常不错的办法。

2. 牙齿排齐阶段，即便是不拔牙病例，磨牙也会出现支抗丧失。因此复诊时要注意上下6的覆盖关系。如果深覆盖，兔子皮筋交互牵引很有效。此时，如果你的下颌带环带舌侧翼，一定感觉很便利。

3. 不要做尖牙远中结扎。过多的结扎，反而限制了牙弓扩大排齐。

4. 不拔牙排齐的时候我会非常仔细地观察上颌牙弓的宽度。稍微感觉窄就用四眼簧扩弓。有很多理论数据帮助我们评价上颌牙弓是否狭窄，比如上颌左右两侧6的腭尖宽度应该在 33～36mm。但是我觉得这个数据太理论，实际上，横向扩弓的效果是最容易复发的，这是我常用四眼簧的原因，因为即便扩多了也很容易使牙弓宽度恢复到正常。

5. 扩弓，我喜欢用四眼簧。只要加一次力，等待几个月就会慢慢自动扩弓；四眼簧加力的时候，要确保带环的腭侧边位于磨牙的中央窝（这样可以保证一次加力到位）。（图 3-9）

6. 几乎每个不拔牙排齐的病例，只要稍微有拥挤，我常规都要使用口外弓。口外弓在我眼里是引导矫治力向后的舵。同时也是医生自我保护和提醒患者配合的最佳工具。（图 3-10）

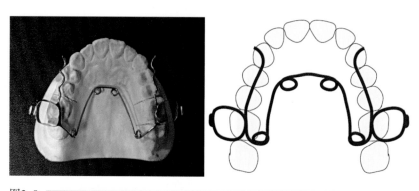

图3-9
四眼簧加力

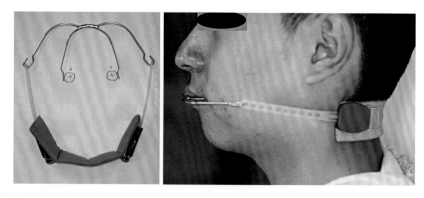

图3-10
口外弓

第**4**章

口外弓的临床制作与应用

在青少年 II 类正畸治疗过程中，口外弓是必不可少的辅助工具。绝大部分病例，我常规都要使用口外弓。上颌前突病例治疗成功的关键在于上颌骨生长的控制和磨牙支抗的控制。种植支抗不能取代口外弓，首先种植支抗没有生长调控作用，其次青少年颌骨改建活跃，微种植支抗钉容易松脱。口外弓的另一个意义是能够提示患者：治疗效果和患者的配合息息相关。有利于构建和谐的医患关系。（图 4-1）

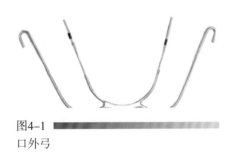

图4-1
口外弓

口外弓，在我眼里是最有效的引导矫治力方向向后的矫治器。尤其对于儿童，不仅仅引导矫治力向后，同时对上颌前突有限制作用。在青少年的拔牙与不拔牙的临界病例中，口外弓起着至关重要的作用。

Rickittes 研究了众多的功能矫治器，他指出：目前的大多数功能矫治器的效果还没有定论。但是唯一能够确定有效的就是口外弓。（图 4-2）

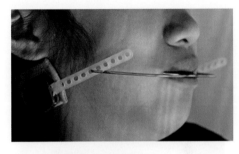

图4-2
口外弓（临床应用）

临床上我们使用口外弓的概率差不多在 50%。我们总结出一套制作口外弓的方法，能够在 10 分钟之内完成口外弓的制作和佩戴。

建议使用：专用的口外弓弯制钳和粗细丝切断钳。（图 4-3，图 4-4）

1. 首先在口外弓前端中心处任意一面磨出标记，标记点的一侧朝向上方。

2. 制作上颌蜡𬌗记录，要求：必须是

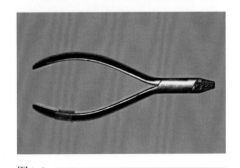

图4-3
口外弓弯制钳

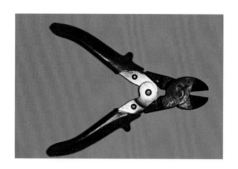

图4-4
粗细丝切断钳

平的，清晰印出上前牙切缘和上颌带环的口外弓管。（图 4-5）

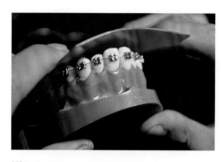

图4-5
蜡𬌗记录

3. 将口外弓放置在蜡𬌗记录上，口外弓前缘内侧距离蜡𬌗记录切牙切缘印记外 1cm，检查口外弓左右对称并在带环口外弓管的近中做标记点。

4. 弯制刺刀曲：技工钳远中夹持于标记点的近中，近中端向内弯 45°，远中端向外弯 45°（6 位置的外展弯）。我们习惯把丝或者口外弓的近中端放置在左手边，同样我们把钳子的左侧面称为近中。（图 4-6）

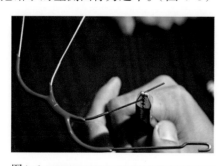

图4-6
弯制刺刀曲

5. 口外弓刺刀曲的角度方向要与蜡𬌗记录的口外弓管的印记一致，宽度可稍大于蜡𬌗记录印记 1mm。口外弓刺刀曲后部的长度比口外弓管长 1mm。（图 4-7）

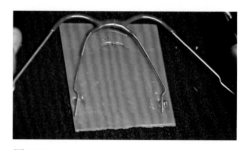

图4-7
对比蜡𬌗记录

6. 末端需要磨圆钝，防止佩戴时产生过多的阻力。

7. 口外弓前端位于上唇下缘（调整口外弓颊管近中的后倾弯），口外弓的口外部离开面颊部一根手指的宽度。

8. 用于增强支抗，引导矫治力向后：每侧 200～300gf。用于控制上颌生长：每侧 350～500gf。

9. 每天佩戴 8～10 小时。（图 4-2）

由于口外弓可以抑制上颌骨生长，可以防止排齐过程中前牙唇倾，针对这两点没有什么可以代替口外弓；如果只想用来增强上颌后牙支抗可以用种植支抗代替。

10. 最重要的是，要跟患者及家属说明戴口外弓的目的和不配合的后果，口外弓的作用是使上前牙内收得更好看，如果不认真佩戴，前牙会唇倾。

第**5**章

拔牙矫治程序

拔牙病例矫治过程中容易产生很多的技术陷阱：深覆𬌗、深覆盖、后牙咬𬌗关系的错乱、𬌗平面偏斜、中线不调等问题。这些问题主要都是拔牙之后造成的医源性问题。

矫治程序（拔除上下 4 的病例）：

首先观察上颌 6 的位置，如果上颌 6 的位置正确，要开始预备安放横腭杆（transpalatal arch，TPA）（图 5-1）（上颌 TPA，增强上颌磨牙支抗，维持牙弓宽度），这是拔牙病例的标配。如果下前牙Ⅲ度拥挤，下颌需要同时做舌弓（图 5-2）。初学正畸的医生，在拔牙病例中只要做好上颌 TPA，下颌舌弓，矫治中一半以上的问题都可以避免。

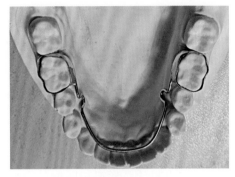

图5-2
舌弓

如何鉴别 6 的位置是否正确？

6 的远中颊尖和近中腭尖的连线延长线应该通过对侧尖牙的远中（图 5-3）。如果上 6 的位置不正，先不要着急做 TPA，需要经过镍钛丝排齐，把 6 的位置摆正之后再做 TPA。

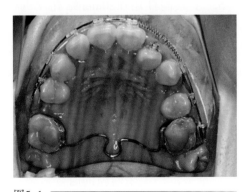

图5-1
TPA

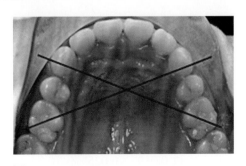

图5-3
评价 6 的位置

1. 上颌 3 向远中结扎，用 0.20mm 的结扎丝。（图 5-4）

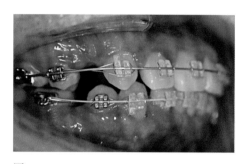

图5-4
3 向远中结扎

2. 上颌换丝顺序，我使用的是轻力热激活镍钛丝，0.014″-0.016″-0.018″-0.019″×0.025″镍钛。最后过渡到 0.019″×0.025″不锈钢丝（预先焊接铜丝牵引钩）。在镍钛丝的时候，基本上我不太在意牙弓形态。但是到了 0.019″×0.025″不锈钢丝的时候，必须要采上颌蜡殆记录，在口外塑形（调整弓形，做出与牙弓形态相匹配的个性化弓丝形态）。

3. 上颌 0.019″×0.025″不锈钢丝在口内做被动结扎停留一个月，完全整平牙弓。为滑动关闭间隙做准备。平整的牙弓，有利于降低弓丝在托槽内滑动时的摩擦力。什么是被动结扎？仔细看图吧！（图 5-5）

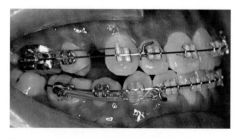

图5-5
上颌被动结扎、下颌主动结扎

4. 经过 0.019″×0.025″不锈钢丝整平牙弓之后，开始使用分牙圈做主动结扎（图 5-6，图 5-7）。我测过，把分牙圈拉

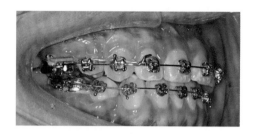

图5-6
上颌主动结扎（1）

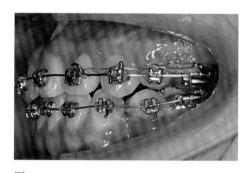

图5-7
上颌主动结扎（2）

扁的力量是 350gf，分牙圈在口内唾液的浸泡下迅速衰减到 200gf，如此轻力主动结扎，称之为滑动关闭间隙。此后 6～8 周复诊。每次复诊加力后，要及时把磨牙颊管远中伸出的弓丝磨平。磨平弓丝（末端磨平）不仅防止患者扎嘴，还有利于下次复诊时评价滑动关闭间隙的效率。正常情况下，末端弓丝每次复诊时会伸长出颊管远中 1.5mm 左右。

5. 下颌同样用 0.20mm 结扎丝进行 3 向远中结扎。但是当前牙 3-3 排齐后，远中结扎要停止。下颌换丝顺序：0.014″-0.016″-0.018″-0.019″×0.025″镍钛。最后过渡到 0.019″×0.025″不锈钢丝。同样经过类似上颌的被动结扎整平牙弓，然后开始分牙圈主动结扎滑动关闭间隙。（如果下颌前牙拥挤，排齐时安装了下颌舌弓，在准备滑动关闭间隙的时候需要把舌弓去除。）

6. 在关闭间隙的时候，每次复诊要检查前牙的覆盖，如果出现了深覆盖，需要及时做Ⅱ类牵引（图5-8，图5-9），需要根据拔牙间隙的减小逐渐更换Ⅱ类牵引皮筋：猴子（3/8″）- 企鹅（5/16″）- 狐狸（1/4″）。

7. 在关闭间隙的时候，每次复诊要检查6的咬殆关系，如果出现磨牙深覆盖，需要及时使用兔子皮筋（3/16″）做交互牵引。

丝换成软的0.014″或者0.016″的镍钛丝，同时使用兔子皮筋（3/16″）进行颌间牵引。亚历山大的 V、W、M 型挂皮筋的方法值得参考。（图5-10）

0.019″×0.025″不锈钢丝焊接铜丝牵引钩，牵引钩位于上下2的远中，不要靠近3。（图5-11）

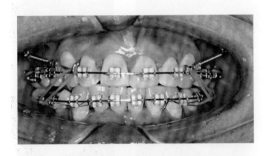

图5-8
Ⅱ类牵引（1）

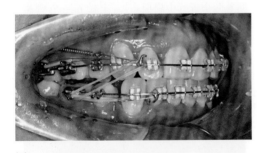

图5-9
Ⅱ类牵引（2）

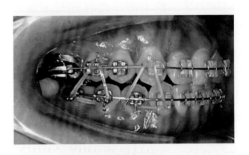

图5-10
挂皮筋颌间牵引调整咬殆

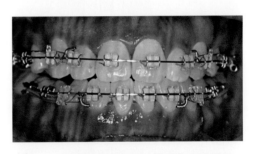

图5-11
牵引钩

8. 每次复诊的时候要仔细从颊侧观察，尤其是4、5位置，观察弓丝是否弯曲，是否出现了过山车效应，如果弯曲说明丝太软或者力量过大。通常的做法是：0.019″×0.025″不锈钢丝做适当的摇椅，然后继续主动结扎，但是力量很轻，此时要小于200gf。

9. 如果病例需要强支抗，不要有侥幸的心理，必须用口外弓或者种植支抗。

10. 关闭间隙结束之后，需要挂皮筋调整咬殆关系，方法有很多，我比较喜欢上3下3、4做兔子皮筋（3/16″）垂直牵引。为了快速调整咬殆关系，可以把上下颌弓

说说矫治过程中的陷阱吧（这时候的感受是痛并快乐着）

陷阱1

牙拔多了。主要集中在下颌，而且下颌的拔牙间隙要比上颌难关闭，牙弓形态也要比上颌难控制。两个原则需要我们注意：

（1）不要看到牙齿拥挤就去拔牙，看到拥挤要仔细检查牙弓形态是否正常，大多数拥挤都伴随着牙弓变形，过窄。扩弓之后再看是否拔牙。

（2）下颌拔牙一定要慎重，尤其前牙覆盖超过6mm的时候，不要随便拔下牙。上前牙通常的内收幅度是7mm，因为双尖牙的宽度就是7mm，如果下颌匆忙拔牙，下前牙内收，前牙覆盖很容易超过7mm，这样在矫治后期通常会形成深覆盖。我的方法是：必须拔牙的时候，可以先拔上颌两侧双尖牙，把上前牙内收到与下前牙成正常的覆盖关系后，检查上颌的拔牙间隙剩余量，如果此时拔牙间隙剩余超过拔牙窝的2/3，下颌拔4，如果拔牙间隙剩余1/3，下颌拔5，如果拔牙间隙几乎快没了，下颌不拔牙。（图5-12）

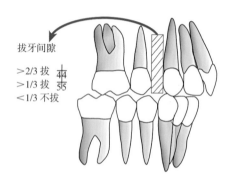

图5-12
拔牙间隙示意图

陷阱 2

上颌支抗丢失，这是个老调重弹的话题。血淋淋的教训不断在上演，而且经久不衰。原因就是我们总是心存侥幸，总以为磨牙尤其上6看着那么粗壮应该能经得住前牙的折腾。但事实却是：上6最不可靠，属于外强中干，只是看着有力气罢了。在没有任何增强支抗的辅助时，上6几乎可以认为是弱支抗，很容易向前占据拔牙间隙。下6由于下颌骨质密度硬，而且下6是两个近远中扁根，所以下6可以看成中等支抗。相比上颌6，下颌6支抗要强。对于上颌支抗易丢失的解决办法：几乎每个拔牙病例，上颌常规都要做TPA（中等支抗预备，同时控制上颌牙弓的宽度）。对于支抗的需求，上颌尽量预备成中等支抗，或者强支抗，宁多勿少。所以拔牙病例，通常要用到口外弓或种植支抗。（图5-13～图5-17）

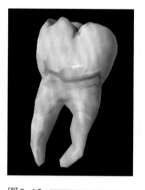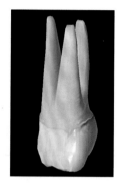

图5-13
下颌6两个近远中扁根

图5-14
上颌6一个腭根两个颊侧根

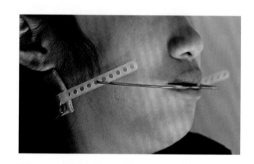

图5-15
口外弓（临床应用）

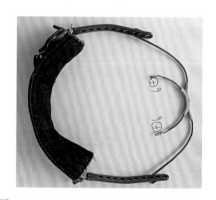

图5-16
口外弓

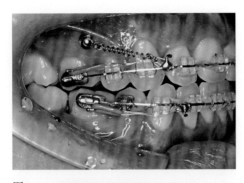

图5-17
种植支抗辅助滑动关闭间隙

陷阱 3

深覆𬌗：这是很揪心的事情，事实上我刚开始工作的几年，几乎每天都因此思绪万千。控制覆𬌗是正畸医生谋生的必备手段。

有个理念需要印在我们的心里：丝越软，排齐牙齿的效果越好但是垂直向覆𬌗控制越差，丝越硬垂直向控制覆𬌗的效果越好，但是排齐能力差。拔牙病例中，很多牙齿的排齐，其代价往往时是前牙伸长，后牙近中倾斜而导致深覆𬌗。

让我们找到临床策略

（1）有些病例即使需要拔牙，也要等到排齐阶段之后，弓丝过渡到 0.019″×0.025″镍钛的时候开始拔牙。这样拔牙后弓丝立刻更换到 0.019″×0.025″不锈钢丝。当然那些Ⅲ度拥挤的病例除外。

（2）下颌轻度拥挤的病例，虽然拔牙了，但是可以先不用着急粘托槽，等几个月再粘，唇肌和颊肌能帮助我们排齐牙齿。这种自然状态的排齐不容易引起深覆𬌗。可以参考一下亚历山大的前牙漂移正畸理论（drift-orthodontics）。

（3）下颌拔牙，换弓丝的原则：弓丝尽快更换到 0.019″×0.025″不锈钢丝，不要在镍钛丝上纠缠太久。下颌骨质密度比上颌硬，下颌的起始丝通常是 0.014″ 或者 0.016″ 镍钛，然后 0.018″镍钛，然后 0.019″×0.025″镍钛，最后到 0.019″×0.025″不锈钢丝。这个过程可以跳跃进行。为了控制覆𬌗，有时候我会忽略一些排齐的效果。总之垂直向覆𬌗的控制在我心里的重要性远胜于排齐。

（4）若已经出现了深覆𬌗。首先我会让患者大笑，如果有露龈笑，上颌用 0.019″×0.025″不锈钢丝做摇椅，上颌弓丝同时远中滑动关闭间隙。我们的研究表明：摇椅配合远中向后的力量，可以同时压入内收上前牙。这种好事发生的前提是：上颌必须要强支抗（口外弓或种植支抗）。下颌选用 0.019″×0.025″不锈钢丝，首先在弓丝上加 -21° 转矩，然后再做摇椅弓抵消预先加载的 -21° 转矩，直到前牙段弓丝转矩为 0。这时候就做成了一根只有摇椅没有转矩的打开咬𬌗的钢丝，当然弓丝放在患者嘴里的时候，同时要做被动结扎。然后做轻力的猴子皮筋（3/8″）Ⅱ类牵引，以助力弓丝打开咬𬌗。总之深覆𬌗的患者，如果有露龈笑，上下颌都要做摇椅，如果没有露龈笑，只在下颌做摇椅。（上前牙过度压低，患者的面型会显老。）

第一，我们需要使用转矩钳（图5-18）。

第二，使用转矩钳预置前牙 -21° 转矩（图 5-19）。

第三，加摇椅至弓丝转矩为零（图5-20，图5-21）。

第四，上颌用 0.019″×0.025″不锈钢丝轻力滑动关间隙，下颌用 0.019″×0.025″不锈钢丝，下前牙 -21° 转矩，加摇椅，被动结扎（图5-22）。

第五，若覆盖加深，猴子皮筋（3/8″），Ⅱ类牵引（图5-23）。

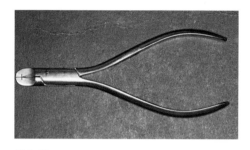

图5-18
转矩钳

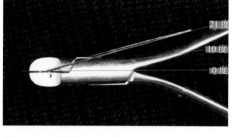

图5-19
－21°转矩

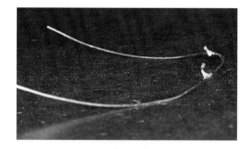

图5-20
摇椅

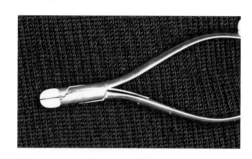

图5-21
前牙区负转矩的摇椅弓丝

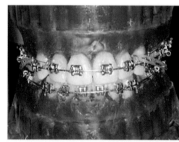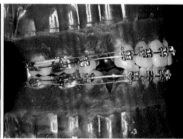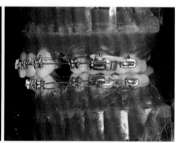

图5-22
－21°转矩加摇椅被动结扎

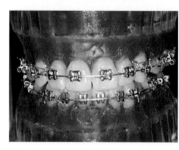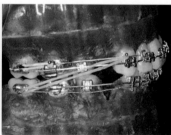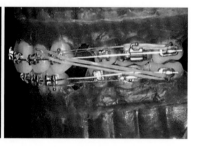

图5-23
Ⅱ类牵引

（5）后牙高度的维持。在排齐和摇椅打开咬𬌗的过程中，上颌6容易颊向倾斜，下颌6容易舌向倾斜，这是上下颌颌骨解剖形态不同造成的。起始磨牙的倾斜本身就是支抗丢失的表现，这就是为什么我非常强调上颌TPA的常规使用。在我们斗志昂扬地解决前牙深覆𬌗的时候，每次复诊，我们要检查两侧 6 的覆盖情况。如果发现 6 的深覆盖，马上就做兔子皮筋（3/16″）

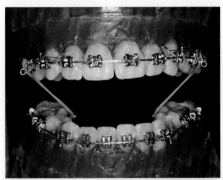

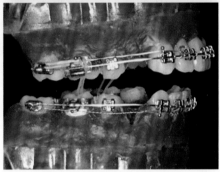

图5-24
交互牵引

交互牵引。这也是为什么之前我建议使用佩戴舌侧翼的下颌带环。这样，当你想做交互牵引的时候，只要用探针把舌侧翼挑开就能挂皮筋了。（图 5-24）

（6）特殊情况下，我们看到的深覆𬌗，往往伴随着上下颌骨 Ⅱ 类关系没有解决。轻力的 Ⅱ 类牵引（猴子皮筋（3/16″））这时候很有效。（图 5-25）

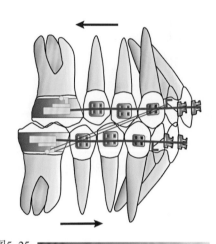

图5-25
Ⅱ类牵引示意图

第6章

临床弓丝使用的注意事项

弓丝使用体会

1. 软的镍钛丝对牙齿的排齐效果好，但是垂直向控制能力差。硬的不锈钢丝牙齿排齐效果差，但是垂直向控制能力好。

2. 矫治后期对个别牙进行精细调整时，我们比较喜欢用TMA丝。在TMA丝上弯曲，产生的力量要比不锈钢丝更柔和。我们在临床中发现，精细调整个别牙位置时，矫治力应该尽量小。过大的矫治力很容易引起其他牙齿的异常移动，在成人病例中过大的矫治力甚至会出现异常的殆平面倾斜。治疗中如果对下颌个别牙进行垂直向的调整，下颌最好使用 0.019″×0.025″ TMA 丝，如此可以不失去对下前牙转矩的控制。

3. 镍钛丝，卵圆形是最常用的弓丝形态。有的医生也许会强调个性化弓丝形态。但是我认为镍钛丝对牙弓的塑形作用只有在足够长的时间内才能发挥出来。临床上高效能镍钛丝，排齐速度比较快，不必在口内停留时间过长。当用到了 0.019″×0.025″ 不锈钢的时候，才是真正需要调整个性化弓形的时候。

4. 在更换 0.019″×0.025″ 不锈钢弓丝之前，需要在口内取具有牙弓形态的蜡殆记录（用蜡片记录牙弓形态，操作时保证蜡片不变形）。在口外，根据蜡殆记录，调整 0.019″×0.025″ 不锈钢弓丝形态，使其符合患者个性化弓形。

5. 牵引钩最好使用预成焊接的铜丝，通常情况下上颌牵引钩的间距是 36~38mm，下颌牵引钩的间距是 26mm。焊接的要比那种钳夹式的牵引钩更稳固，钳夹的牵引钩很容易在加力时出现滑脱。

6. 对于不拔牙的病例，上颌换丝最好缓慢些，过快的换丝频率很容易使上前牙唇倾。此时口外弓辅助引导力量向后尤为重要。

7. 对于拔牙病例，下颌换丝可以快一些，甚至可以跳跃顺序换丝。下颌的骨质密度比上颌骨硬，因此下颌弓丝可以相对上颌弓丝硬一些。弓丝越硬对牙列的垂直向控制越好，可以有效地预防拔牙病例在排齐过程中出现深覆殆。

8. 弓丝的末端处理很重要，不能扎嘴。再好的矫治技术，如果患者回家扎嘴了，再多的努力都会化为乌有。记住：镍钛丝退火后，末端回弯至颊舌向（或龈殆向）成直角。这是不能妥协的标准，不是直角的回弯，患者回家喝热水很容易慢慢变直扎嘴。

9. 不锈钢丝末端回弯如果超过 16°，第二次复诊很难再打平，取出末端打弯的丝就变成了很尴尬的事情。

两个解决方法

1. 学习 Tweed 矫治技术，多使用欧米加曲控制牙弓长度，欧米加曲远中与磨牙颊面管连扎是最稳妥的方法。（图 6-1）

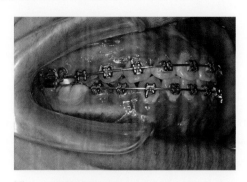

图6-1
欧米加曲控制牙弓长度

2. 采用 MBT 推荐的主动结扎和被动结扎的方法，同样安全有效。既不扎嘴，又方便下次复诊时弓丝的取出。（图 6-2）

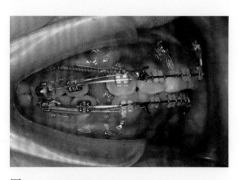

图6-2
上颌被动结扎，下颌主动结扎

第 **7** 章
种植支抗临床应用

很幸运，我硕士读的是颌面外科专业，后来作为教师给本科生讲过两年颅颌面解剖。当时看似弯路，现在感觉都是财富。年轻的时候学什么都是收获，正所谓艺多不压身。我从2004年开始做种植支抗，经历了助攻到自攻阶段，现在的主流是自攻型种植支抗。

临床上常用的型号是：上颌后牙颊侧

56之间或者6、7之间使用1.6mm×8mm，上颌腭侧5、6之间或6、7之间使用1.5mm×12mm，下颌颊侧5、6之间或者6、7之间使用1.6mm×8mm。前牙区使用1.4mm×8mm，腭中缝使用1.5mm×6mm。注意：腭中缝种植支抗长度如果超过6mm有穿入鼻腔的风险。（图7-1～图7-6）

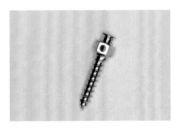

图7-1
种植钉

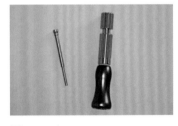

图7-2
种植手柄

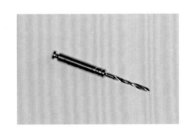

图7-3
钻针

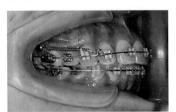

图7-4
颊侧种植支抗（1）

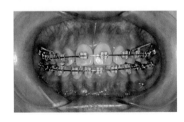

图7-5
颊侧种植支抗（2）

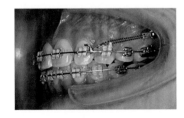

图7-6
颊侧种植支抗（3）

术前准备

1. 患者口服止痛片。

2. 植入部位局部浸润麻醉。麻醉范围在黏膜下，骨膜上，以确保在表浅麻醉状态下，牙周膜依旧保存活力。如果支抗钉接近牙根时，有感觉的牙周膜能够提示即将带来的危险。

3. 氯己定含漱液漱口，每天 3 次，每次半分钟。

4. 常规颌面部消毒。

选择适合的植入位置

上颌颊侧最佳的植入位置在 5、6 之间，其次是 6、7。注意 6、7 接近上颌结节，骨质相对较软，而且手术视野局限。临床上，我们发现患者左侧种植支抗松脱率较高。我认为原因是医生通常位于患者的右侧，很难直视患者的左侧术野，从而影响到左侧术区的种植成功率。

1. 支抗植入角度。植入点位于 5、6 或 6、7 之间的中心线，高度位于游离龈和附着龈的交界处，或者在交界处往上，但是进入游离龈不要超过 1mm。（图 7-7，图 7-8）

经验：如果种植支抗周围是游离龈，袖口效应很容易引发种植体周围发炎。如果出现这种情况，种植支抗周围用生理盐

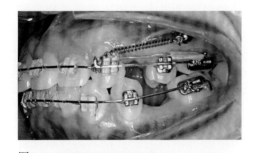

图7-7
磨牙区颊侧支抗植入位置

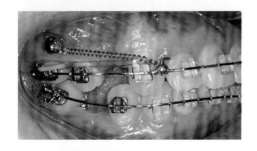

图7-8
颊侧支抗植入位置

水和过氧化氢水交替冲洗，碘甘油上药。每周复诊冲洗。

2. 上颌腭侧植入最佳位置是 5、6 之间，其次是 6、7 之间。植入点位于 5、6 之间的中心线，高度为距离牙龈缘 8mm。（图 7-9）

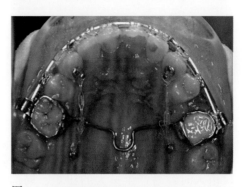

图7-9
上颌腭侧支抗植入位置

经验：（1）腭部种植钉不要植入过深，到了种植钉的穿龈光滑部即停止。如果过深，腭部黏膜肿胀增生容易覆盖种植支抗头部，引发种植体周围炎症。

（2）如果使用种植支抗远中移动磨牙，应该在 6、7 之间植入。如果在 5、6 植入，施力臂过短，不利于磨牙的远中移动。（图 7-10）

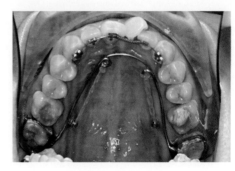

图7-10
种植支抗远中移动磨牙

3. 下颌后牙区植入部位：首选下颌 5、6 之间，其次是 6、7 之间。

经验：（1）磨牙颊侧皮质骨外斜线也是植入适合区，但是每个人的颊侧皮质骨外斜线平台宽度不一样。术前，可以在这

个部位摸一下，平台区明显的适合植入平台区，比较窄的不适合植入。（图7-11）

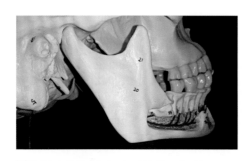

图7-11
下颌骨外斜线

（2）下颌骨外斜线区皮质骨比较硬，自攻植入时容易产生过大的扭矩，局部骨组织积聚过多的应力，容易导致骨裂使种植钉折断式松脱。因此下颌骨种植支抗要选择助攻的方法，使用1.1mm钻针，600～800r/min，边钻边用生理盐水充分冷却，然后再植入种植支抗。（图7-12）

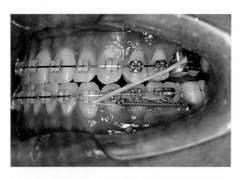

图7-12
下颌种植支抗

（3）下颌舌侧禁忌使用种植支抗，因为舌侧黏膜薄容易撕裂不容易愈合，而且下颌舌侧有舌神经，舌下动脉等重要的组织结构，在这个部位植入容易出血或者损伤舌肌感觉和运动功能。

植入手法

1. 垂直植入。（自攻如果斜行植入，

容易造成骨表面破坏或者滑脱。建议垂直植入。）

2. 手掌轻轻抵住手柄，施加轻压力，两个手指旋转手柄动作要缓慢轻柔和稳定。

3. 如果植入时阻力过大，自攻扭转动作，每10秒旋入一次。

4. 要仔细感知种植钉在骨组织中的植入深度和手感。

5. 良好的植入方向确保种植支抗不会伤及牙根，患者应该全程无痛或者在植入末期有轻微酸痛。这些都提示植入正确。如果在植入过程中出现疼痛说明植入方向错误。应该旋出，重新选择植入部位。

种植支抗植入时易出现的问题

1. 最常见的问题是种植钉松脱。临床中我们观察到，下颌松脱率最高达30%，上颌颊侧约10%，上颌腭侧约5%。

2. 保持种植支抗稳定的一个重要的理念是：维持植入时骨表面的完整性。过粗的种植钉或者过大的扭矩容易造成局部骨裂，出现种植钉松脱。因此建议首先使用1.6mm直径的种植钉。种植钉植入过程中，感觉到骨质较松软时候我们需要更换到2.0mm直径的种植钉。粗的种植钉自攻进入骨皮质，楔形植入容易导致骨面胀裂；使用细的种植钉，垂直植入，可以保证骨表面完整性，有利于种植钉的稳定。

3. 如果种植钉进入上颌窦，不必担心，可以保持继续使用。

4. 如果需要钻针卸载过大的骨皮质扭矩，需要使用机动钻针。每次使用要记录钻针使用次数，一般超过40次，助攻的钻针需要淘汰。

5. 种植钉植入时有可能会出现断裂，发生概率很低，但如果发生折断，就按照拔除断根的方法去除周边骨组织，耐心取出。如果断端高于骨组织表面，可以用结扎丝将拉簧与种植钉断端相连接，临床上可以继续使用，不必急于拆除。

经验表明：种植钉植入时手法要轻柔、缓慢，遇到阻力要每 10 秒旋入一次。阻力超过两个指头的扭转力度时，需要采用助攻的方法，这是避免种植钉折断的最佳方法。

种植支抗滑动关闭间隙的临床生物力学分析

临床上，很多时候我们植入种植支抗的目的是作为强支抗滑动关闭间隙，但是往往事与愿违。我们需要了解如下问题：

1. 拔牙病例中，种植支抗和弓丝牵引钩之间的作用力线通过阻抗中心的下方，如果使用 0.019″×0.025″ 钢丝，弓丝在后牙段槽沟之间的摩擦力容易造成上颌牙列成为一个整体，出现上牙列整体舌向远中倾斜。我们在临床上观察到的是：前牙伸长，上颌露龈笑，后牙压入。前牙出现深覆𬌗，后牙出现开𬌗。（图 7-13）

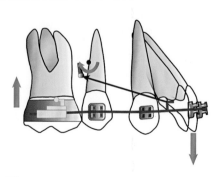

图7-13
前牙深覆𬌗后牙开𬌗

解决方法：

（1）上颌使用 0.017″×0.025″ 不锈钢丝，降低弓丝槽沟之间的摩擦力，同时前牙区（在牵引钩位置）做人字曲（Gable Beads）增加弓丝的转矩。（图 7-14）

（2）上颌使用 0.019″×0.025″ 不锈

钢丝，后牙作垂直牵引，防止后牙开𬌗。（图 7-15）

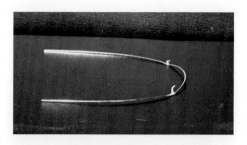

图7-14
人字曲

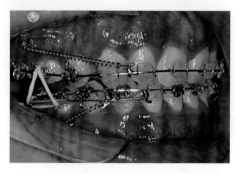

图7-15
后牙垂牵

2. 对于不拔牙病例如果希望整体内收牙列，上颌颊侧种植钉的植入位置要稍低。如果上颌种植支抗位置过高，种植支抗和弓丝牵引钩之间的作用力线通过阻抗中心的上方，使上颌牙列整体唇向倾斜。

解决方法：通常使用腭侧种植支抗，首先远中移动 7，等到后牙段出现散在间隙时再滑动内收，这是比较安全有效的方法。（图 7-16）

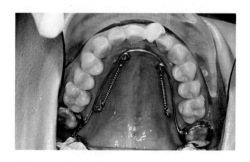

图7-16
腭侧种植支抗

3. 滑动关闭间隙时，如果 0.019″× 0.025″ 不锈钢丝在槽沟内摩擦阻力过大，全牙列会因此成为一个整体，在种植支抗的作用力下，上颌全牙列出现顺时针旋转，上前牙转矩丢失，舌倾，前牙覆𬌗加深，出现露龈笑。

解决方法：前牙区种植支抗，配合后牙区种植支抗，同时压入内收上前牙，打开咬𬌗，解决露龈笑。（图 7-17）

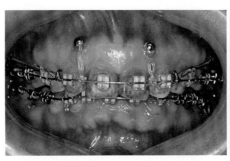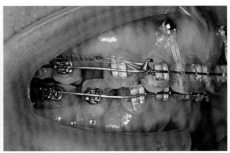

图7-17
前牙种植支抗配合后牙种植支抗打开咬𬌗

第**8**章

早期阻断性矫治

早期矫治涉及一个争论，一期矫治和二期矫治，有必要吗？是不是应该等到乳牙换完再做矫治呢？这个问题，家长在问，医生自己心里也在问。甚至有专门的书长篇大论地讨论早期矫治。

替牙期的问题什么时候做矫正？

我认为：目前存在的问题将来可能会有改善。如果现在的治疗会让孩子痛苦，并且产生心理阴影，会留下对牙科治疗的恐惧。那么这种情况就不要矫治，建议每隔半年就诊观察一次。

反之，目前存在的问题将来可能会加重，影响到颌骨的正常发育；我能够找到一种温和、舒适的，孩子容易接受的治疗方法，这种情况下就可以做。

乳牙早失

怎么评价乳牙早失？年龄？这个太模糊。通常我会看恒牙胚发育的情况。

如果替换的恒牙牙根发育超过 2/3，乳牙就该掉了。（图 8-1）

解决方案：

1. 缺隙保持器。拍 X 线片，对应的恒牙牙根发育超过 2/3 提示缺隙保持结束。（图 8-2）

2. 上颌 Nance 托，下颌舌弓。除了对

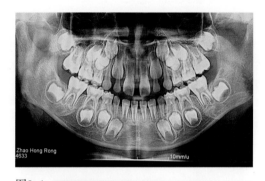

图8-1
恒牙牙胚发育曲断

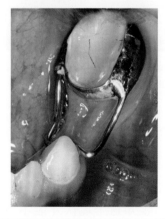

图8-2
单端悬臂式缺隙保持器

恒牙萌出有影响之外，当乳牙Ⅳ、Ⅴ早失时恒牙 6 很容易近中前移，造成牙弓内间隙丢失，临床上很多的牙齿拥挤都是这个原因。这时候，上颌 Nance 托，下颌舌弓是比较好的牙弓间隙保持的方法。

多生牙和阻生牙

临床上可以看到很多孩子做外科手术把埋伏的多生牙、阻生牙拔掉，很心疼。估计孩子当时也很疼，这个孩子将来一定对牙科治疗充满恐惧。宏观角度看，牙科治疗在这个孩子身上彻底失败。除非CT三维检查证实，埋在骨头里的多生牙，阻生牙会对相邻的牙齿正常发育造成影响，这时候才考虑拔除。总之：绝大多数的多生牙，阻生牙不需要治疗，等待观察。很多时候，慢慢地这些埋在骨头里的牙都能自行长出来，长到能被拔牙钳子夹住的时候再拔。（图8-3）

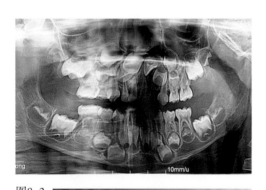

图8-3
多生牙阻生牙曲断

埋伏牙

埋伏牙牵引的操作并不难，难的是，我们如何预知这个埋伏牙能不能牵引出来？回顾我们的病例，总结我们的成功和失败。总结如下：

1. 埋伏牙要等到所有恒牙完全萌出后再做。如果CT检查发现埋伏牙可能对周围正常牙根发育造成损伤，这时候要早期拔除。（图8-4）

2. 能从口内摸到的埋伏牙好做，摸

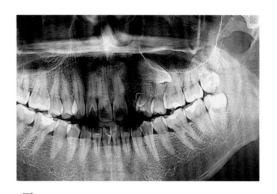

图8-4
埋伏牙造成邻牙牙根吸收

不到的可能牵不出来。在颊侧能摸到的埋伏牙一般都能牵出来，腭侧的埋伏牙不能摸到则不好牵引。埋伏牙根尖距离原始正确位置越近越好做，根尖距离正常位置越远越不好牵引。如果埋伏尖牙长轴与矢状面交角超过55°，基本上无法牵引出来。（图8-5～图8-8）

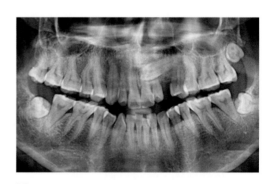

图8-5
埋伏牙曲断

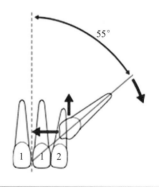

图8-6
埋伏牙角度示意图

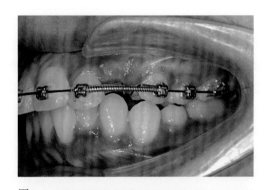

图8-7
埋伏尖牙使用 Ballista 弹簧牵引

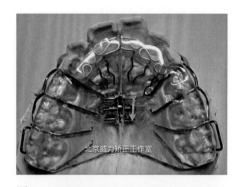

图8-9
骀垫加双曲舌簧

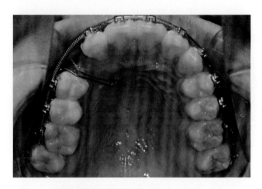

图8-8
埋伏尖牙使用 Ballista 弹簧牵引（四川大学华西
口腔医院赵青教授提供此图）

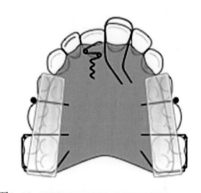

图8-10
使用骀垫式双曲舌簧矫治个别前牙反骀

个别前牙反骀

原则是如果有咬骀创伤，要做。如果暂时没有咬骀创伤，可以再等等。怎么鉴别有没有咬骀创伤？看看下前牙有没有牙龈退缩。有牙龈退缩说明有咬骀创伤，这就得做。使用骀垫双曲舌簧活动矫治器，或者有时候上颌 2-2 粘托槽，镍钛丝排齐也能解决这个问题。（图 8-9，图 8-10）

什么时候后牙加骀垫？如果前牙反咬骀比较深，要检查前牙对刃状态下，后牙的颌间距离，如果后牙骀间距离大于 4mm，需要后牙加骀垫，如果小于 4mm，不需要加骀垫。毕竟存在生理性息止骀间隙。

前牙反骀

1. 首先要看下颌骨形态，如果是高角，情况不妙，这种反骀难做，而且效果不好，容易复发；如果是均角或者低角，矫治效果不错而且稳定不容易复发。如果是上颌后缩，这种反骀也相对好做一些。但是如果是下颌前突，这种情况很悲哀（下颌骨可能会随着生长越来越前突，反骀可能会加重）。如何鉴别上颌后缩？还是下颌前突？头影测量中有一个方法简单有效：从 N 点（鼻根点）做眶耳平面的垂线，即 Mcnamara 线，上颌骨 A 点（上齿槽座点）距离该垂线的正常距离：0mm（儿童），1～2mm（成人）；下颌骨 Pog 点（颏前点）距离该垂线的正常距离：−6mm（儿童），−2mm（成人）。（图 8-11～图 8-13）

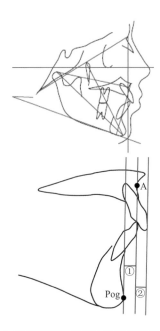

图8-11
鉴别上下颌位置
① Pog 点到 Mcnamara 线的距离；② A 点到 Mcnamara 线的距离。

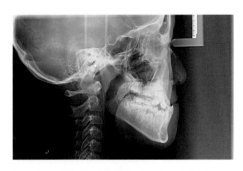

图8-12
上颌后缩

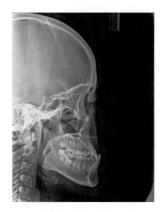

图8-13
下颌前突

2. 如果孩子年龄小于 5 岁，取模型可能会呕吐，不配合，最好的方法是使用 MRC 系列的Ⅰ class Ⅲ预成反𬌗肌功能矫治器。这个年龄的反𬌗基本上都是肌肉功能问题，很少有骨骼问题。这个年龄的患者的关节前结节发育还不完全，基本是平的，无法对关节髁状突向前移动有限制作用。所以在外界因素的诱导下（比如，躺着喝奶等不良姿势），下颌髁状突很容易迁移出关节窝的限制，出现反𬌗。

3. 如果患者年龄大于 5 岁，能够顺利地配合取模型，那我们就要检查：

（1）乳牙Ⅲ、Ⅳ、Ⅴ牙冠的龋坏情况；曲断上看乳牙Ⅲ、Ⅳ、Ⅴ牙根吸收状况，若龋坏不严重可以治愈，或是牙根没有严重地吸收。

解决方案：粘结式 RME 配合前方牵引。（图 8-14～图 8-16）

（2）曲断上检查已经有很明显的乳牙Ⅲ、Ⅳ、Ⅴ牙根吸收，口内检查乳牙Ⅲ、Ⅳ、Ⅴ残冠，或者残根。前牙 2-2 如果尚未萌出，而且估计一年之内不能完全萌出，此时 FR Ⅲ是最好的解决方案，用 FR Ⅲ等待上前牙 2-2 萌出。如果反𬌗矫治结束后，前牙 2-2 还没萌出到正常的咬𬌗状态，这时候的反𬌗矫治效果不稳定，很容易复发。矫治后前牙覆𬌗越深，反𬌗矫治效果越稳定。

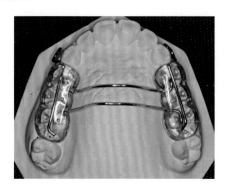

图8-14
RME

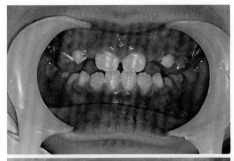

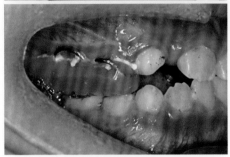

图8-15
粘结式 RME

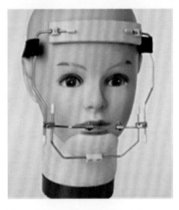

图8-16
前方牵引

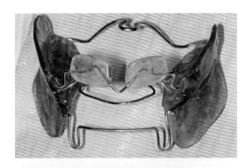

图8-17
FR Ⅲ

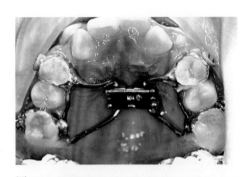

图8-18
上颌 RPE hyrax 扩弓

清了。骨骼的生长具有多样性，有时会超出医疗能力。此时让患者认知生长发育的不可预测更重要。

上前牙突，伴随开唇露齿

过度唇倾的前牙容易受到外伤，继发上颌骨骨骼异常发育。

解决方案：上颌 2×4 技术，配合口外弓。

1. 上颌 2-2 粘托槽，0.012″、0.014″、0.016″、0.018″ 镍钛，过渡到 0.018″ 不锈钢丝。

2. 0.018″ 不锈钢丝在上颌第一磨牙近中做欧米加曲，0.25mm 结扎丝向后结扎，配合使用口外弓（图8-19，图8-20）。

对于上颌前突早期矫治后的保持很重要，矫治后如果上颌尖牙尚未萌出，可使用 Myobrace 肌功能矫治器（图8-21）保持。如果上颌尖牙已经萌出，则不需要额外保持。

解决方案：肌功能矫治器 FRⅢ（图8-17）。

（3）年轻恒牙列，如果上 4 已经完全萌出，适合做上颌 RPE 配合前方牵引（图 8-18）。

关于矫治反𬌗的反思：

反𬌗的矫治策略：前提一定得谈复发，谈下颌生长的不可预测性。最怕家长拿出手机照片说：我们家孩子没戴牙套时下巴不大，你看，自打戴上牙套，下牙越来越往外，下巴也大了。此时医生跳进黄河也洗不

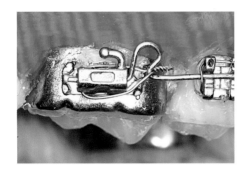

图8-19
欧米加曲向后结扎

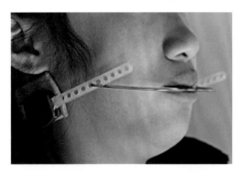

图8-20
口外弓

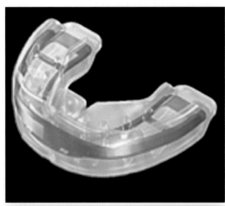

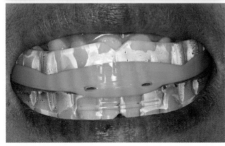

图8-21
Myobrace

替牙期牙列不齐

MRC 系列的 T4K 或者 Myobrace 是很好的解决方案。如果患者的依从性很好，效果会很理想。MRC 一直倡导的理念：more comfortable，less brace（不用托槽排齐牙齿）。这种肌功能矫治器的最早的原型是 Kesling 创造的正位器，现在发展成为隐适美。如果上颌 2-2 萌出不全，适合用 T4K。如果上颌 2-2 已经完全萌出，比较适合用 Myobrace。Myobrace 根据上颌 2-2 宽度不同，分为 7 种不同的型号。MRC 肌功能矫治器的使用原则是先软后硬。（图 8-22）

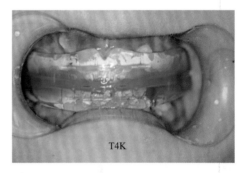

图8-22
T4K

下颌后缩

有个原则得铭记在心。如果错𬌗畸形原因在上颌，这个病例好做。如果错𬌗畸形主要在下颌，这个病例不好做。临床遇到的下颌后缩，如果是高角，基本上做不过来。如果是均角或者低角，使用功能矫治器导下颌向前，会有不错的效果。当然前提是患者自身要有足够好的骨骼生长潜力。功能矫治到底有没有效果，目前还没有肯定的答案。貌似我们只能做好那些能自己长好的病例。我们只能去除影响骨骼正常生长的错𬌗畸形或者肌肉的异常影响因素。最终，骨骼的生长还要看患者自身的潜力。

有两种方案矫治下颌后缩：

1. 斜导、肌激动器或者双𬌗垫矫治器（twin block）等功能矫治器导下颌向前（图 8-23，图 8-24）。

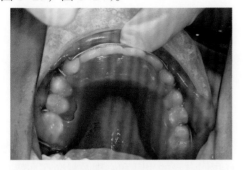

图8-23
斜导

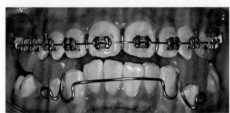

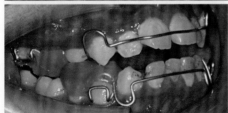

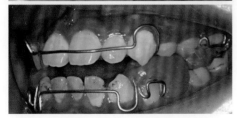

图8-24
双𬌗垫矫治器（感谢首都医科大学附属北京口腔医院正畸科何欣医生提供此照片）

2. 来自著名的德国颅颌面生长发育理论：上颌是鞋，下颌是脚。如果我们穿一双小鞋，走路的时候，脚位于鞋的后方；如果我们穿一双大鞋，走路的时候，脚位于鞋的前方。同理，如果上颌牙弓狭窄，咬𬌗会使下颌靠后，如果扩大上颌牙弓，咬𬌗能引导下颌向前。临床上，对于很多的替牙期，下颌后缩的病例，我比较习惯上颌扩弓引导下颌向前的矫治方法。

上颌扩弓，通过"鞋拔子"（foot in shoe）效应（图 8-25），引导下颌向前（图 8-26）。

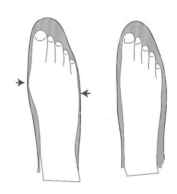

图8-25
"鞋拔子"效应示意图

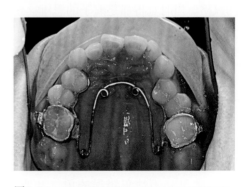

图8-26
上颌四眼簧扩弓

第 9 章

Ⅱ类矫治策略

1999 年，我在痴迷考美国研究生资格考试（Graduate Record Examination，GRE）的时候，遇到 GRE 的阅读理解，当时的思想被颠覆了：文章头几句通常先说某件事情好，接下来突然又说这件事存在哪些缺点，之后又说其实是在某些范围内可能是好的，也可能是不好的。两个属性之间可能有相关性。结论是，还不能定论这件事到底好不好。我当时一头雾水地看完了，什么结论都没有。好像什么也没说。脑子里留下空荡荡的基层逻辑概念。这就是典型的 GRE 英文阅读理解的风格。当时觉得那是疯子的思维。现在回头看，那却是真实存在的科学思维，因为科学没有定论。

有人说："正畸是科学和艺术的融合，科学是能说得清楚的，艺术是说不清楚的。说不清楚的要依靠医生自己的智慧。"我们读书者听课学习的知识只是原则性理念，接下来最重要的是：

1. 要具备不怕犯错误的勇气和胆识，去实践。成功的是经验，失败的是教训。在这个欢乐和苦难中把学到的抽象的知识深深地根植于自己的内心。这时候知识才真正属于你。好大夫的可贵之处就是犯的错误多，改正的也多。

2. 知识学到手了，开始干活的时候，首先要仔细分析我们工作的现实状况，周围人群的人文和社会经济特点，社会心理状态，还有我们自身的生理和心理及社会存在特点，把我们学到的知识根据上述实际状况进行量体裁衣。这就是王阳明的知行合一。循证医学听着就有点缥缈，说白了就是：用事实来说话。分几个级别：最初级就是某个业界顶级专家，根据自己的临床经验，站出来说几句话，就当作后来追随者的工作依据和指导思路了。（这很可怕，因为天知道，某个顶级专家那天是怎么想的。）中级是找些具有统计学意义的样本量病例，汇总分析得出相对客观的结论，这就摆脱了经验性的主观臆断。高级别的是，选择合适的年龄阶段，充足的观察时间，具有统计学意义的对照组和实验组样本量得出更客观的结论。这就是循证医学。看来我们敬爱的邓爷爷那句话也能用在这里："时间是检验真理的唯一标准。"

如何看待循证医学的结论？这又是见仁见智的事情了。和我们的内心有关系。快乐的人总喜欢看快乐的事情，习惯性规避不好的事情。其实，好的和不好的在客观世界里依然存在。他们的存在不以我们的意志为转移，但是，我们对客观世界的感受却可以被我们掌控。所以我总是努力去感知快乐的事情，去规避不好的事情。开始的时候，有点鸵鸟心理，是掩耳盗铃和自欺欺人。但是，这样做久了，当你习惯了，真的就看到"天下无贼"的境界了。

　　如何看待循证医学的结论？坚信。秉持自己的思路，自己的经验对自己来说是最宝贵的，不能丢弃的。用循证医学的结论比较自己的经验，评估自己的对与错。但是不轻信这些结论，支持我们经验的记住他。反对我们经验的，记住他，不敌对他。在后来的临床实践中反复感知他。

　　好了，我们开始以这种顽强的，不怕苦不怕死的精神，剖析一下Ⅱ类的问题吧！

　　下面的内容将对某些Ⅱ类热点问题进行讨论。

拔牙和不拔牙

　　Angle之初，正畸界流行不拔牙，当时的理论支持是牙齿移动能够带来足够多的骨改建和新骨形成。后来Tweed和Begg提出了牙齿磨耗自然减径学说，并以此倡导拔牙矫治。近些年Damon倡导的自锁托槽重新回到正畸界，不拔牙扩弓的理念又死灰复燃。目前国外的拔牙几率在18%，国内的我还不清楚。如果从面型角度来看，作为Tweed的支持者，根据下前牙位置的可视化治疗目标（visual treatment objective，VTO），也许应该60%的病例需要拔牙。但是根据患者的主诉和接受程度，我的病例拔牙几率又降到了35%左右。

拔牙病例

病例1

　　尖牙远中结扎是因为直丝弓托槽预置的近中轴倾角度使得在牙齿排齐过程中出现前牙唇倾。为了防止这种前牙往复运动的出现，在尖牙和磨牙之间用结扎丝做尖牙远中结扎。远中结扎的作用是防止前牙唇向移动，可是代价却是磨牙近中移动

（后牙支抗丢失）。

　　如果遇到尖牙远中倾斜的病例，即便做了远中结扎，依然阻挡不了前牙唇向倾斜，这时候尖牙远中结扎无效。有人比较过，下颌拔牙病例，做不做下颌尖牙远中结扎，对于下前牙前后向和垂直向位置的控制没有差异。这时，做不做尖牙远中结扎，都一样。但是做了尖牙远中结扎的，下颌磨牙反而支抗丢失了0.8mm。结论建议我们拔牙病例，上颌尖牙远中结扎能够防止上前牙唇倾（有好处），下颌尖牙远中结扎做不做都一样。（图9-1）

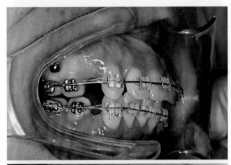
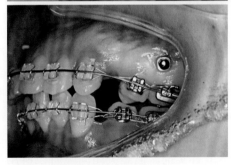

图9-1
尖牙远中结扎

我的观点：

　　拔牙病例，上下颌都要常规做尖牙远中结扎，但是下颌前牙排齐后，下颌尖牙远中结扎停止。上颌要一直做尖牙远中结扎，直到上颌尖牙达到中性关系或者上颌弓丝更换到0.019″×0.025″钢丝时，尖牙远中结扎停止。同时，上颌要常规做中等支抗或者强支抗。增强支抗的措施越早实施越好。

尖牙远中结扎的作用是防止前牙唇向移动，可代价却是磨牙近中移动（后牙支抗丢失）。（图9-2）

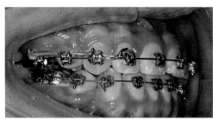

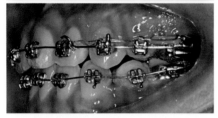

图9-2
上颌滑动关闭间隙（0.019″×0.025″不锈钢丝）

病例2

两步法关闭间隙好，还是一步法整体内收前牙好？

两步法是：先拉尖牙向远中，然后再内收前牙。一步法是整体内收3-3，不经过拉尖牙向远中的阶段（图9-3）。有很多人做过这方面的比较研究：当前牙段内收4mm的代价是后牙支抗丢失1mm，两步法和一步法丢失支抗的程度相同。说明两步法不节省支抗。但是关闭间隙阶段所用的时间不一样，两步法约需1.3年，一步法约需0.9年。总之：两步法不节省支抗，一步法更节省时间。

我的建议：

在后牙支抗准备充足的情况下（TPA，口外弓或者种植支抗）使用一步法整体内收3-3。要注意支抗预备需要的是勤劳的精神。很多医生明知道需要强支抗但依然心存侥幸。等意识到支抗丢失的时候，已经是无法挽回了。上颌磨牙如果没有别的辅助增强支抗的装置，几乎可以认为是弱支

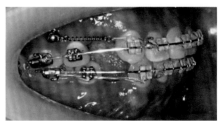

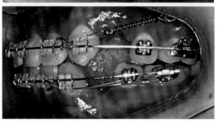

图9-3
上颌一步法滑动关闭间隙（0.019″×0.025″不锈钢丝）

抗，下颌磨牙基本上是中等支抗（具体参见拔牙矫治程序章节）。所以拔牙病例上颌常规都要做TPA（图9-4）。下颌基本不需要其他装置，下颌牙列Ⅲ度拥挤，高角病例时可以考虑使用舌弓（图9-5），均角或者低角不需要舌弓。

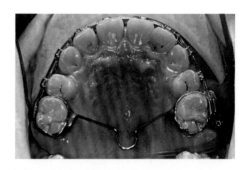

图9-4
TPA控制牙弓宽度

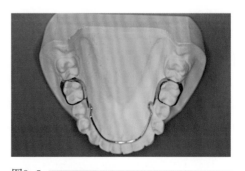

图9-5
下颌舌弓

拉尖牙向远中的实际意义

对于那些前牙段 3-3 Ⅱ度以上拥挤的病例，可以使用 0.018″ 不锈钢丝或 0.020″ 不锈钢丝为主弓丝，欧米加曲抵住颊管近中，用橡皮链拉尖牙向远中，把拔牙间隙转移给 2-2，排齐牙齿。（图 9-6）

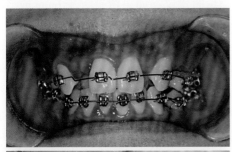
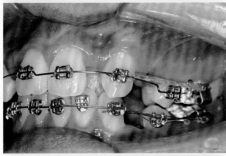
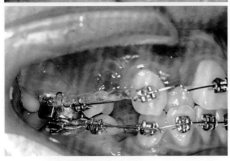

图9-6
橡皮链拉尖牙向远中

Begg 和 Tip-Edge 技术告诉我们差动力。所谓差动力就是用后牙的整体移动对抗前牙的倾斜移动，从而相对增强了后牙支抗。倾斜移动牙齿速度貌似更快。循证医学的研究者做了一些临床对比研究，他们是在 14 例患者口内做的，一侧是尖牙远中倾斜

移动，然后控根（差动力），另一侧是传统方丝弓的尖牙远中整体移动。结果超出我们的常识：倾斜移动和整体移动所消耗的后牙支抗是一样的（支抗丢失 17%～20%，平均 1.4mm）。但是差动力移动尖牙更慢，因为大量的时间都消耗在后期直立尖牙牙根上了。

控制牙齿扭转排齐单翼托槽好，还是双翼托槽好？

当然是双翼托槽好。但是移动牙齿呢？双翼的快，而且还节省后牙支抗。因为双翼托槽宽，弓丝和槽沟之间的接触角比单翼托槽小，所以双翼托槽移动牙齿所需克服的摩擦力小，克服弓丝槽沟之间的锁结力也小，消耗支抗少。双翼托槽移动牙齿的速度是每个月 1.2mm，单翼托槽是每个月 0.9mm。（图 9-7）

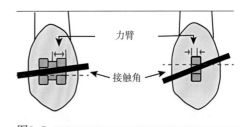

图9-7
双翼托槽与单翼托槽对比示意图

我的建议：

使用传统的 MBT 数据的双翼托槽，如果前牙 3-3 Ⅱ度拥挤，3、4、5 简单排齐后，使用 0.020″ 不锈钢丝，欧米加曲抵住颊管，先用橡皮链拉尖牙向远中，然后再用镍钛丝排齐。如果主弓丝是软的镍钛，要用结扎丝做尖牙远中结扎。如果主弓丝是不锈钢丝，比如 0.018″ 不锈钢丝或者 0.020″ 不锈钢丝，用橡皮链拉尖牙向远中。用镍钛拉簧更好，移动尖牙速度更快些。Proffit 说：毫无疑问，持续轻力最适

合牙齿移动。使用 0.020″ 不锈钢丝，橡皮链远中牵引尖牙，转移拔牙间隙到前牙，排齐。建议复诊间隔 3 周，更换新的橡皮链（图 9-8）。

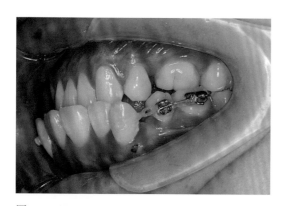

图9-8
拉尖牙向远中

拔牙病例

病例1：支抗

通常增强上颌磨牙支抗的办法有 TPA（横腭杆）、口外弓、种植支抗。这三种增强支抗的方法相比，内收前牙时，使用种植支抗，磨牙支抗将损失 2%，使用口外弓，磨牙支抗将损失 15%，使用 TPA，磨牙支抗将损失 54%。所以在保证不脱落的前提下，种植支抗是最安全有效的强支抗。口外弓不好说，那得看患者的配合，依从性好的人，口外弓是很不错的强支抗方法。TPA 就是中等支抗，会使磨牙支抗损失一半。但是 TPA 是控制牙弓横向宽度最有效的办法。拔牙病例中牙弓宽度控制好了，后牙咬合关系自然就控制好了。

我的建议：拔牙病例，上颌常规使用 TPA 控制牙弓宽度，如果额外需要强支抗，青少年使用口外弓，成人使用种植支抗。

病例2：咬合关系

Ⅱ类拔牙病例通常有两种模式：上颌拔两个 4 或者拔上 4 下 5。研究表明：从结束后的上下牙尖窝交错关系来看，上颌拔两颗牙的要比上下拔 4 颗牙的后期咬合关系更好些。为什么呢？因为上颌拔两颗牙，需要的支抗控制要比上下拔 4 颗牙小些。同时下颌不拔牙，下牙弓形态不容易变形。反思我们的病例，我发现：如果 Ⅱ类出现拔牙过多的现象，多表现在下颌。

我的建议：如果覆盖大于 6mm 或者下颌骨位置不确定的，上颌先拔两个 4，然后内收上前牙达到正常覆盖，根据上 4 的拔牙间隙剩余量确定下颌是否需要拔牙。

1. 如果上 4 的拔牙间隙剩余量大于 2/3，下颌拔 4。

2. 如果上 4 的拔牙间隙剩余量在 1/3 和 2/3 之间，下颌拔 5。

3. 如果上 4 的拔牙间隙剩余量小于 1/3，下颌不拔牙。

这样做充分考虑了以下三个因素的影响：下颌骨位置的不确定性（正中𬌗位、正中关系位不调），患者的依从性（依从性差的上颌支抗丢失得多），下颌骨不确定的生长潜能（图 9-9）。

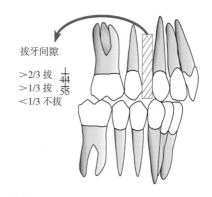

拔牙间隙
>2/3 拔 44
>1/3 拔 55
<1/3 不拔

图9-9
拔牙间隙示意图

如图 9-10 所示，上颌拔 4，下颌不拔牙。

病例3：滑动关闭间隙

有两种方法，一种是主动结扎（用分

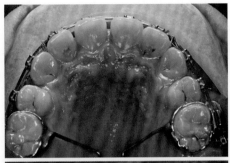

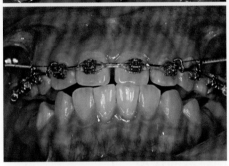

图9-10
上颌拔 4 下颌不拔牙

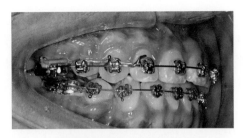

图9-12
上颌分牙圈主动结扎滑动关闭间隙（2）

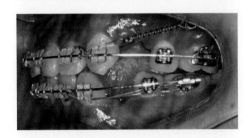

图9-13
镍钛拉簧滑动关闭间隙（1）

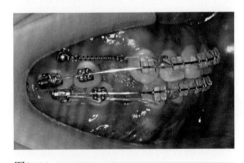

图9-14
镍钛拉簧滑动关闭间隙（2）

牙圈结扎丝挂在牵引钩上滑动关闭间隙）（图 9-11，图 9-12）。一种是镍钛拉簧加力（图 9-13，图 9-14）。主动结扎关闭间隙的速度是每月 0.9mm，镍钛拉簧关闭间隙的速度是每月 1.2mm。所以临床上关闭间隙推荐镍钛拉簧。

镍钛拉簧和橡皮链连续结扎比较结果发现两者相差 0.5mm/月。镍钛拉簧更快一些。如果拔牙间隙是 6mm 的话，镍钛拉簧关闭间隙的时间要比分牙圈主动结扎关闭间隙的时间快 3 个月。但是如果牙弓间隙

小于 3mm 的时候，橡皮链连续结扎更有效。我的建议：滑动关闭间隙，主弓丝使用 0.019″×0.025″ 不锈钢丝，使用镍钛拉簧加力，8 周复诊。如果牙弓散在间隙小于 3mm 使用橡皮链连续结扎更有效。

复诊间隔时间

研究表明三种复诊间隔：5 周、8 周、10 周，结果发现三种复诊间隔排齐阶段都需要 30 周，关闭间隙都需要 25 周。完成时间基本上没有区别。说明相同的效果时，间隔时间越长复诊次数越少。

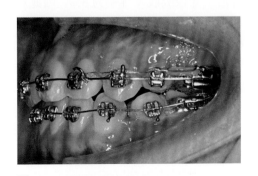

图9-11
上颌分牙圈主动结扎滑动关闭间隙（1）

滑动关闭间隙时使用一步法关闭间隙，如果想节省矫治时间。要使用轻力镍钛丝排齐牙齿，复诊间隔6～8周。滑动关闭间隙使用0.019″×0.025″不锈钢丝，镍钛拉簧滑动关闭间隙，复诊间隔8周。但是如果使用橡皮链拉尖牙向远中，由于橡皮链容易在口内唾液中老化，力量出现衰减，因此橡皮链的复诊间隔应该是3周。

导致矫治时间会延长的因素

通常拔牙病例的矫治时间是两年左右。但是我曾经有几个拔牙病例做了5年，还有些病例做了三四年。究其原因：不按时复诊，经常掉托槽，口腔卫生差，开始不想拔牙，后来不得不拔牙。这又证明了一个道理：上帝只帮助那些自己帮助自己的人。口腔卫生好、自律性好、依从性好的病例矫治速度快，疗程短。

哪些因素影响Ⅱ类病例矫治的难度呢？

上颌前牙的唇倾角度，上下前牙覆盖关系，磨牙的Ⅱ类关系程度等因素影响着Ⅱ类矫治难度。换句话说：如果Ⅱ类关系越严重，覆盖越大，越难做。如果磨牙是完全Ⅱ类关系，这种病例基本上都需要拔牙。如果磨牙关系是1/2Ⅱ类关系，介于拔牙与不拔牙之间。这就要看患者的生长潜力和下颌骨髁状突的真实位置了。还有一个很重要的因素决定Ⅱ类矫治的难度：患者自己的想法，其实患者不知道什么是Ⅰ类，患者在意的是上前牙是不是突出，是不是整齐。总之我们的矫治是为患者服务的。患者的满意是我们全部工作的重点。自然也决定着矫治方案的选择。

这又回到单期矫治好还是双期矫治好的那个老掉牙的问题上了。

首先要澄清的是：大多数Ⅱ类错𬌗，不治疗肯定不行，什么也不做等着也不会变好。也许有，但那比你中500万的大奖还难。矫治是一定需要的，但是什么时候做呢？

循证医学的结论是：

Ⅱ类矫治时机：

1. Ⅱ类2分类，什么时候做都行。

我是这么理解的：如果看着影响美观，影响到孩子的面型了，就早做。如果孩子配合不好不必强求，等到换完乳牙再做。

2. Ⅱ类1分类，早做（替牙期）和晚做（恒牙期）效果一样。

早期矫治的优势

1. Ⅱ类上前牙唇倾前突的情况下，牙外伤的几率是8%，这种情况如果延迟到恒牙完全萌出再做矫治，前牙外伤的几率是14%。我的建议：替牙期，如果看到上前牙唇倾突出，应该早做。尤其是男孩子，更要早做，防止被外伤折断。女孩子也得做，因为兔子牙很影响美观，影响心理健康。

2. 关于牙根吸收：如果根尖吸收超过2mm就可以被认定是很明显的牙根吸收。研究表明：Ⅱ类病例等到恒牙完全萌出再矫治，牙根吸收的发生率为20.4%，如果早期矫治，牙根吸收发生率为8%。因此从预防牙根吸收的角度来看，替牙期早期矫治有好处。

如何鉴别哪些人群是牙根吸收的易感人群呢？我的建议是用3张不同时期的根尖片比较观察：矫治前，矫治开始后6个月，矫治开始后12个月。牙根吸收与牙齿的寿命：研究表明，即便牙根吸收非常严重，甚至严重到牙根吸收了1/3，牙齿依然能够行使正常的咬𬌗功能。有报道

说，3mm 牙根吸收对牙齿的影响等同于
1mm 的牙槽骨降低。事实上，真正影响
牙齿功能和寿命的是牙槽骨降低而不是牙
根吸收。

孩子的牙齿矫治中很少看到牙根吸收，
即便有，此事也不必担心。

功能矫治

Ⅱ类病例不管早期矫治还是恒牙期矫
治，口外弓是我矫治方法中的标配。（别说
患者不愿意戴口外弓，是医生自己的内心
不接受口外弓，自己接受不了，患者自然
就不愿意戴口外弓了。又是那句老话：己
所不欲，勿施于人。）

Lysle Johnston 很直白地描述功能矫
治：早期的功能矫治就像借钱一样，开始
看着促进了颌骨生长，其实不过是从生长
潜能中借贷了生长用到了现在，在之后的
自然生长中，早期获得的生长优势又慢慢
消失了，借来的最终还是要还回去。怎么
样？这话看着揪心吧。

Ricketts 说他无法确定功能矫治是否有
效。但是他能肯定，口外弓限制上颌前突
很有效。

功能矫治的时机选择很重要，生长发
育高峰期前半年是最佳时期。怎么鉴别
呢？年龄？女孩子在 8.5～11 岁，男孩子
在 10～14 岁，这个范围太宽且不具有实
用性。我用颈椎分析法鉴别，按照 CVM 分
期，第三期是最佳功能矫治的时期。

关于肌功能矫治

MRC 肌功能矫治系列中最著名的就是
T4K 肌功能矫治器。

早期矫治，5～8 岁时，MRC 系列是很
重要的治疗理念的代表。其原理是：肌肉

控制骨骼生长，骨骼决定牙齿形态。在替
牙期，使用带有颊屏、舌挡等的装置，引
导肌肉的正常位置和功能方向，从而实现
早期对骨骼生长和牙齿萌出的诱导，形成
一个轨道引导牙齿朝向正确的方向生长。

不过目前这方面相关的循证医学研究
很少，MRC 是否能纠正颌骨畸形还没有定
论。但是 MRC 在替牙期的确能够引导牙齿
在正常位置萌出，能够解决牙弓内 4mm 左
右的拥挤。但是 MRC 需要患者的配合，需
要医生有很强的沟通和语言表达能力。要
在患者家长的心里成功地播撒出肌功能矫
治是非常重要的种子。从而获得孩子的良
好配合。对于 MRC 而言：教育第一，治疗
第二。

MRC 矫治在临床上有 31% 的孩子可
能无法配合。医生自己要意识到这一点。
如果骨骼问题比较严重，比如上牙弓狭窄，
6mm 的深覆盖，Ⅲ度深覆𬌗，这时候的
MRC 治疗需要其他功能矫治的方法作为补
充。可以先用四眼簧扩弓解除牙弓狭窄，
可以先用斜导解决 6mm 以上的深覆盖和深
覆𬌗，等到骨骼问题减小之后再使用 MRC
排齐牙齿，引导牙齿按正确轨道萌出。

不拔牙排齐的方法

不拔牙排齐最常见的问题就是容易引
起前牙唇倾，覆盖增大。如何防止前牙唇
倾？上颌扩弓（四眼簧是我极力推崇的方
法），推磨牙向后。

推磨牙向后的方法很多：有摆式矫治
器，Nance 托配合推簧推磨牙向后，口外弓，
种植支抗等。

研究表明：

1. 摆式矫治器，Nance 托配合推
簧推磨牙向后虽然能够把磨牙向后移动
1.5～3mm，但代价是前牙覆盖增大，前牙

唇倾 15°。这个方法不好。

2. 口外弓，可以推磨牙向后 1.9mm，同时前牙覆盖减小 0.9mm。所以对于青少年，如果拔牙矫治Ⅱ类，我几乎每个病例都使用口外弓。口外弓是引导矫治力方向向后的舵。

3. 种植支抗，这是目前唯一可以确定的医生不需要患者配合就能够确保矫治效果的推磨牙向后的方法，同时可以避免前牙不唇倾。我推荐腭侧种植支抗，使用拉簧加力。（图 9-15）

4. Ⅱ类牵引不拔牙解决Ⅱ类，磨牙Ⅱ类关系应该不到 1/2 牙位。如果超过 1/2 牙位的磨牙Ⅱ类关系，甚至达到完全Ⅱ类，Ⅱ类牵引无效，只能回到拔牙矫治。（图 9-16）

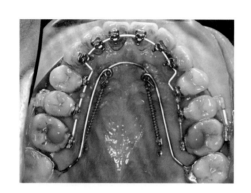

图9-15
种植支抗推磨牙向远中

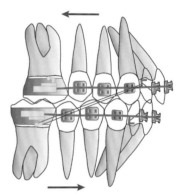

图9-16
Ⅱ类牵引示意图

第10章

骨性Ⅱ类下颌后缩非手术矫治机制

Ⅱ类下颌后缩是手术的适应证，主要的问题集中在上下颌骨的形态或者位置异常，只有正颌外科才能解决这些问题。如果患者拒绝手术，改变牙齿的位置只能获得代偿的效果，因此效果是优先的，不能用于替代正颌外科，这是前提，我们需要患者的理解和认知（图10-1）。

首先我们要撕开正常的颌骨生长方向，上下颌骨正常的生长方向是向前向下，同时出现逆时针的旋转。但是大多数的下颌后缩错𬌗生长方向缺少逆时针旋转，主要原因是下颌升支发育不足。前后面高生长比例失调。

有生长发育的儿童，我们要利用颌间间隙，获得下颌能够逆时针旋转的机会。什么是颌间间隙呢？下颌的生长是全身系型，上颌的生长是神经系型，因此下颌向下生长的量要超过上颌的生长量，因此理论上我们应该在后牙区看到由于上下颌骨生长量不一致出现的空间，而这个上下颌骨生长差异出现的后牙区空间是正畸医生唯一可以使下颌逆时针旋转的机会。但是事实上，我们看不到这个后牙空间，因为随着颌骨的生长，后牙也不断萌出填满了这个空间。如果控制上下磨牙高度，随着下颌的生长，可以保存这个珍贵的后牙区颌间间隙，正是这个颌间间隙使得下颌出现逆时针旋转，从而使颏部形态变得好看些。（图10-2）

临床矫治方法：后牙区𬌗垫，同时使用高位口外弓（图10-3）。

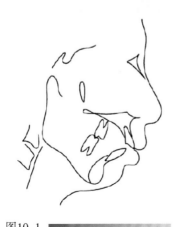

图10-1

Ⅱ类下颌后缩

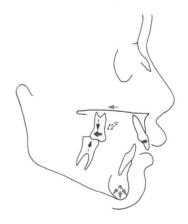

图10-2

颌间间隙示意图

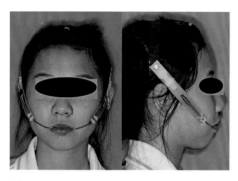

图10-3
高位口外弓（四川大学华西口腔医院正畸科赵青教授提供病例图片）

如果患者已经没有下颌生长发育的潜力了，我们得模拟下颌正确的生长方向，人为地创造出后牙区的颌间间隙，我们的方法就是减数拔牙。

Ⅱ类下颌后缩的患者通常都是高角型，Spee曲线很深。6、7相对于4、5的位置更高些，此时拔5，然后6、7近中移动，在移动的过程中控制6、7不要升高（注意：我们使用的每一款托槽，不管什么品牌，如果不加控制，都会使后牙伸长，前牙唇倾）。当6、7到达5的位置之后后牙垂直高度自然降低，如此就可以创造出颌间间隙。下颌利用这个颌间间隙就可以出现逆时针旋转，下齿槽座点前移，Pog点（颏前点）前移，颏部形态改善。（图10-4）

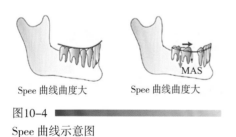

Spee曲线曲度大　　　　Spee曲线曲度大

图10-4
Spee曲线示意图

影响颏部形态的另一个重要因素是下唇的位置

下唇是颏部形态影响力最大的陪衬。

下唇内收可以使得颏部在外观上显得更突出、更美观。下颌后缩的患者下唇突出的原因是：

1. 上前牙唇倾而且伸长，上前牙切端把下唇推向外了。

2. Ⅱ类的下前牙代偿性唇倾把下唇推向外（图10-5）。

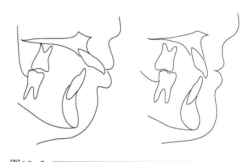

图10-5
不同原因引起的下唇突出

临床矫治方法

（1）上颌后牙段垂直向控制，利用上颌种植支抗内收上前牙的垂直向效应，间接压低上后牙（图10-6）。

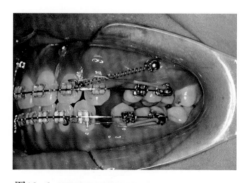

图10-6
上颌种植支抗内收上前牙间接压低上后牙

（2）上前牙同时压入和内收，这是Tweed定向力矫治技术的精髓，高位J钩同时压入内收上前牙。但是，这种高位口外牵引需要患者的自觉配合，这本身就是一个挑战。

上颌两侧后牙区种植支抗，上颌前牙区种植支抗，可以同时压入内收上前牙，这种方法也可以同时改善露龈笑（图 10-7）。

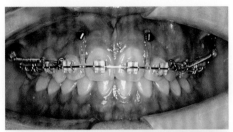
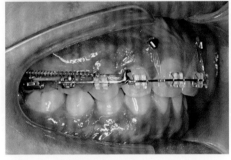

图10-7
种植支抗改善露龈笑

（3）下颌种植支抗，控制下颌后牙段高度（图 10-8）。

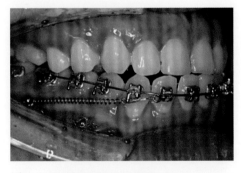

图10-8
种植支抗控制下颌后牙段高度

（4）下颌拔牙，关闭间隙，下前牙直立内收。根据下颌后牙支抗的需求，必要

时可以使用下颌种植支抗内收下前牙或者使用上颌种植支抗Ⅲ类牵引。（图 10-9）

矫治进入到后期，间隙基本上关闭时，使用轻力的Ⅱ类牵引解决前牙区残存的深覆盖。

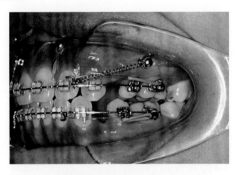

图10-9
下颌拔牙关闭间隙

此类错𬌗畸形矫治机制

（1）拔牙，拔上 4、下 5，如果下前牙Ⅱ度拥挤以上，下颌则拔 4；
（2）后牙垂直向控制；
（3）上后牙强支抗；
（4）上前牙压入内收；
（5）矫治结束末期，轻力的Ⅱ类牵引（图 10-10）。

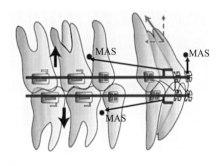

图10-10
种植支抗示意图

第11章

深覆殆的临床矫治策略

几乎每个正畸医生在工作的早期都要掉入深覆殆的陷阱内。我就是其中一个。当时很痛苦，现在看，正是因为解决这个痛苦才引导我进入正畸的另一个境界。所以感谢这些不可避免的问题和痛苦，这些困难不是在恐吓我们，而是在指引我们前行。

有一个病例，我一直铭记在心，在我刚刚工作不久，那是一个Ⅱ类患者，因为拥挤而拔牙，现在回想起来，这是个草率的决定。拔牙要慎重，不要看到拥挤就拔牙，正常的牙弓形态是拔牙的思考方向的起点。拔牙容易出现深覆殆，其实道理很简单，你把房子的承重墙给砸塌了，房顶自然就掉下来了。就因为这个病例指引，我开始阅读的第一本书就是Burstone的片段弓技术（Segmental arch techinique），1999年片段弓技术引领我进入正畸的殿堂。

深覆殆原因

深覆殆的原因有遗传性的，也有后天环境造成的，或者两者兼而有之。

深覆殆分为骨性深覆殆和牙性深覆殆。所谓骨性深覆殆就是下颌骨的水平生长型，下颌升支生长过度，面下1/3过短。牙性深覆殆，指的就是前牙过长或者后牙高度不足（图11-1）。

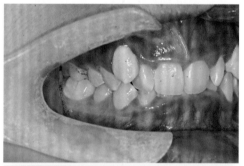
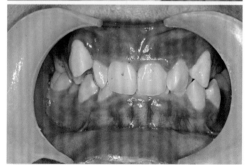
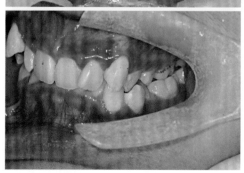

图11-1
牙性深覆殆

夜磨牙，或者随着年龄的增长，后牙过度磨耗，导致高度降低也会出现深覆𬌗。这属于后天环境造成的。

然而临床上最常见的不是这些原发性的深覆𬌗，而是在矫治过程中出现的深覆𬌗，也被称之为医源性深覆𬌗。如何避免和处理这些矫治中出现的深覆𬌗现象是重要的临床正畸技术。（图11-2）

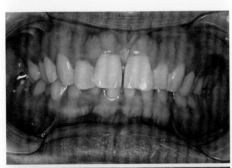
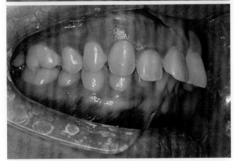

图11-2
医源性深覆𬌗

深覆𬌗诊断

1. 生长　伴有生长潜力的深覆𬌗比较容易矫治。毕竟下颌向前向下生长有利于解决深覆𬌗。解决深覆𬌗的方式不外乎两点：升高后牙高度，压低前牙。升高后牙，牙齿往空气里长，压低前牙，把牙齿往骨头里压。当然是升高后牙更容易些。对于有生长潜力的孩子来说，下颌升支的生长在后牙区创造了一个空间（颌间间隙），这个宝贵的空间能够允许后牙伸长，咬𬌗打开之后的效果更稳定。但是如果是成人，下颌升支没有生长，或者即便是儿童，如果是高角，升支生长量不足，在后牙区都不存在这个颌间间隙，没有空间容纳后牙升高。而后牙的伸长，必然会使下颌向下向后旋转，Ⅱ类加重，前面高增加，使得面型变长。（图11-3）

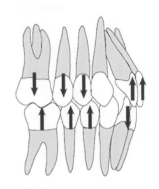

图11-3
生长示意图

2. 评价垂直高度　Schudy 认为解决深覆𬌗的主要方法就是升高后牙，或者升高双尖牙。其他反对者认为，解决深覆𬌗应该是压低前牙。这是两个极端。

我们认为：重点要检查患者在息止颌位的时候，后牙区的高度是多少。后牙升高的程度不能超过这个息止颌位的高度。超过这个高度，会引起咀嚼肌拉长，其反作用力就是把升高的磨牙压回去。深覆𬌗会复发。正常的息止颌位后牙离开高度为2~4mm。临床上息止颌位的高度越大，后牙升高解决深覆𬌗的稳定性就越好。Ⅱ类2分类伴随低角，唇部组织丰满的患者就是此种情况。

相反的，一些成人Ⅱ类1分类的深覆𬌗，如果后牙升高，其代价就是下颌向下向后旋转，Ⅱ类加重。矫治结束后，咀嚼肌收缩压低磨牙，深覆𬌗复发。这是一个往复的循环：要么深覆𬌗，要么Ⅱ类。开篇我提及的深覆𬌗就是这种病例。

3. 软组织评价 深覆𬌗压低前牙，到底是压低上牙还是下牙？正常情况，在上唇放松状态下，上前牙应该露出2～4mm，大笑的时候不露牙龈或者露出的牙龈不超过2mm。如果在正常范围内，不压低上前牙，只压低下前牙。如果有露龈笑超过正常范围，需要上下前牙同时压低。

如果深覆𬌗伴开唇露齿，应该以压低前牙为主。矫治机制重点放在压低前牙。如果升高后牙，前面高伸长，开唇露齿会加重。前牙唇倾同时降低了前牙垂直高度，有利于打开咬𬌗。因此上前牙舌侧倾斜的患者如果伴有深覆𬌗，最好先不拔牙排齐，恢复正常的前牙转矩，唇倾前牙打开咬𬌗。但是唇倾前牙不易过快，尤其下前牙，受下颌骨正中联合骨壁薄的限制，快速唇倾斜下前牙容易导致牙龈裂。

通常，解决深覆𬌗的方法是：升高后牙，压低前牙。很少是单一的解决方案，都是两者的综合。只不过有的是以升高后牙为主，有的是以压低前牙为主。如何鉴别呢？要参考患者的年龄，下颌骨生长型，息止颌位的后牙高度，上下唇间距，上下前牙角度（是否唇倾或者直立）等众多因素。

矫治方法

1. 压低前牙 典型的Burstone片段弓理论和方法。

Burstone认为把方丝纳入方槽沟内产生的转矩很难精确计算出来。尤其是全牙列的方丝在槽沟内的转矩量计算更加复杂难测，他把这种系统称为双力偶系统（two couple system）。为了能够定量施加转矩，Burstone推荐使用单力偶系统（one couple system），也就是施加单一力量，计算力和阻抗中心的距离，即力臂，能够计算出力矩。

压低辅弓的理念就是，不把弓丝纳入槽沟，把辅弓结扎在前牙段主弓丝上，通常结扎点位于2的远中。通过调整辅弓位于磨牙颊管近中的后倾弯曲度，控制施加在前牙段的压低力。压低每个切牙的力量是80～100gf。（图11-4）

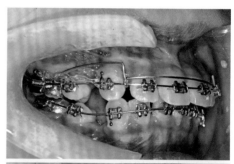
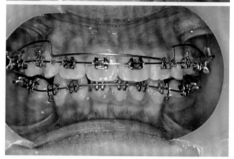

图11-4 ▊▊▊▊
压低辅弓

压低辅弓的另外一个作用是保持主弓丝平直状态，增强后牙支抗。

简洁地解释就是让压低辅弓加力后的形态正好能够抵消尖牙远中倾斜移动产生的过山车效应。

2. 升高后牙

（1）很多深覆𬌗，不是单纯的前牙问题，同时伴有后牙高度不足。平导能够促进后牙伸长。临床上Ⅱ类患者出现的深覆𬌗更适合使用斜导。不过斜导使用的前提是，上前牙的前后向位置已经达到理想位置。斜导不仅能够解除Ⅱ类关系，同时还能升高后牙打开咬𬌗。（图11-5）

（2）在矫治中出现的深覆𬌗，多数情况是上颌磨牙颊倾，下颌磨牙舌倾。这是

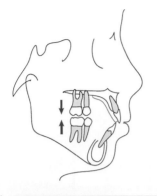

图11-5
升高后牙打开咬𬌗

磨牙支抗丢失的表现，解决方法是交互牵引。因此在拔牙病例矫治过程中，每次复诊都要检查磨牙的咬𬌗关系。由于我们推荐拔牙病例常规使用 TPA，避免了上颌磨牙颊倾的情况。此时交互牵引更多的是直立舌倾的下颌后牙。同时升高后牙，压低前牙。（图11-6，图11-7）

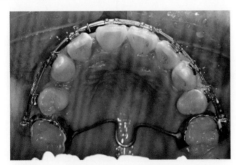

图11-6
TPA

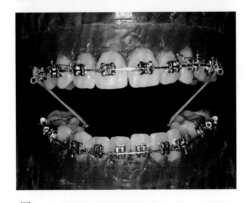

图11-7
交互牵引

（3）Begg 矫治技术，Tip-Edge 矫治技术最经典的打开咬𬌗的方法：使用澳丝，磨牙区的后倾弯使前牙段弓丝位于前庭沟位置，把激活的澳丝拉下来纳入槽沟时，后倾弯会对前牙产生压入的作用。在此基础上轻力Ⅱ类牵引不仅促进下后牙升高，Ⅱ类牵引对前牙区产生远中的分力配合上前牙澳丝的压入力量，两个力量的合力能够通过牙齿长轴产生压入的力量。由此，调整澳丝后倾弯激活程度和Ⅱ类牵引的力量可以对上前牙产生三种移动方式：压入内收，纯粹的沿着牙体长轴压入，压入唇倾。（图11-8）

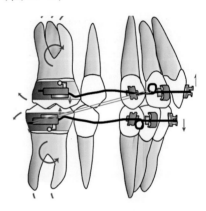

图11-8
打开咬𬌗

目前我们在临床上常规使用的是直丝弓双翼托槽，托槽间距短，弓丝的硬度相对强。我们的心里要记住：软的细的丝有利于牙齿排齐，但是垂直向控制力差。粗的、硬的不锈钢方丝排齐效果差，但是垂直向控制力好，有利于打开咬𬌗。因此我们常规使用 0.019″×0.025″ 不锈钢丝打开咬𬌗，具体摇椅弓的使用方法请参见第 5 章拔牙矫治程序。

简言之，我们使用如下方法打开咬𬌗：

1）尽量早期将上下 7 纳入矫治序列中。

2）如果患者有露龈笑，上下前牙都需要压低，上下颌都使用摇椅打开咬𬌗。

3）如果患者没有露龈笑，上颌使用平直的0.019″×0.025″钢丝，下颌使用摇椅。（图11-9，图11-10）

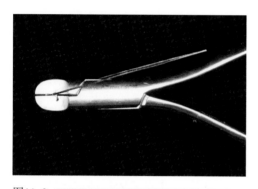

图11-9
-21°转矩

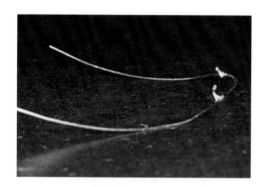

图11-10
摇椅

4）不锈钢丝做摇椅，同时在全丝产生正转矩，不利于压低下前牙，正转矩使下前牙冠唇倾，根舌倾，当牙根抵到舌侧皮质骨的时候，下前牙便无法被继续压入了，因此方丝在下前牙槽沟内产生的正转矩不利于下前牙压入打开咬𬌗。解决方法是：首先下颌0.019″×0.025″钢丝预先设置-21°转矩，然后再打摇椅，消除摇椅产生的正转矩到零。也就是，我们制作了一根，平直的零转矩的摇椅形态的0.019″×0.025″钢丝。纳入下颌托槽后，同时要施加远中𬌗内牵引力固定弓丝防止前牙唇倾。

5）后牙交互牵引，保持磨牙高度。

6）轻力的Ⅱ类牵引，促进下后牙伸长。（图11-11，图11-12）

7）要仔细检查0.019″×0.025″不锈钢丝的硬度，通常将0.019″×0.025″不锈钢丝加

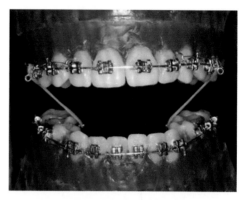

图11-11
交互牵引

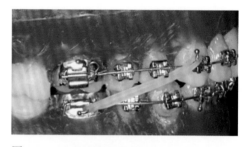

图11-12
Ⅱ类牵引

热到茶色，增强弓丝的硬度，便于打开咬𬌗。

这些方法就是我们常规解决矫治中出现的深覆𬌗的方法，并不一定全部使用，根据实际情况和打开咬𬌗的效果酌情逐步施加。

8）种植支抗压低前牙。对于那些有露龈笑的深覆𬌗，上前牙区的种植支抗非常有效。

拔牙病例中前牙区种植支抗，不仅能够压低前牙，同时保持主弓丝在滑动关闭间隙过程中平直状态，还能够减小过山车效应，减小滑动摩擦力，有利于快速关闭拔牙间隙。种植支抗通常在1、2之间植入，每侧施加40gf压入力。前牙区种植支抗配合后牙区种植支抗，对上前牙产生向上向

后的力量，可以用来模拟 Tweed 矫治技术
中推崇的定向力矫治（图 11-13）。

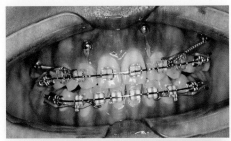
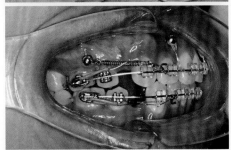
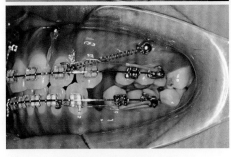

图11-13
前牙区种植支抗配合后牙区种植支抗

深覆𬌗矫治后的稳定性，需要考虑如下几个因素

1. 年龄，下颌有生长发育潜力的孩子，其深覆𬌗矫治后比较稳定，毕竟下颌向前向下有利于打开咬𬌗。反之成人深覆𬌗容易复发。

2. 垂直生长型的患者深覆𬌗矫治后比较稳定，水平生长型的深覆𬌗矫治后容易复发。

3. 儿童患者深覆𬌗，升高后牙解决深覆𬌗相对稳定。成人容易复发，压低前牙更适合于解决成人深覆𬌗。

4. Ⅱ类关系是否彻底解决，前牙是否建立正常的覆盖也影响到深覆𬌗的稳定性。前牙深覆盖，下前牙会继续伸长，Spee 曲线加深，深覆𬌗复发。

5. 良好的上下前牙交角，是防止深覆𬌗的关键。过大的角度，上下前牙过于内收，在咬𬌗力的作用下，下前牙容易舌倾使覆𬌗加深。研究表明，上下前牙交角正常值在 125°～135°之间。

第12章

反𬌗的矫治

反𬌗是披着绵羊外衣的狼。开始可能显得弱小，慢慢会长大。（临床上出问题的病例，大多集中在反𬌗。治疗反𬌗，我们要做好充足的思想准备：治疗时间长，效果不确定。）（图12-1）

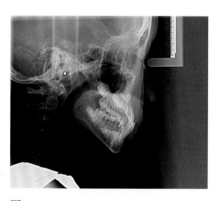

图12-1
反𬌗

我们要从很多方面去体会反𬌗的蛛丝马迹。

（1）越是高角的患者，矫治效果越差，预后越不好。

（2）生长发育期的反𬌗最危险，很可能随着身高越长越严重。

（3）上颌后缩的反𬌗相对好做些，下颌前突的反𬌗最难做。

（4）如果下颌能后退到前牙对刃，说明反𬌗有可能矫治好。

（5）下前牙是否直立于基骨是个关键指标。如果下前牙唇倾，这种反𬌗好做。如果下前牙舌倾，这种反𬌗不好做。

反𬌗矫治程序

1. 青少年反𬌗矫治

（1）在替牙期，如果曲断显示上颌乳牙Ⅲ、Ⅳ、Ⅴ牙根没有吸收，或者仅少量吸收。口内检查，上颌乳牙Ⅲ、Ⅳ、Ⅴ没有龋坏，或有龋坏可以完全治愈。粘结式RME配合前方牵引通常很有效（图12-2）。

（2）在替牙期，如果乳牙Ⅲ、Ⅳ、Ⅴ已经有牙根吸收，或者松动，或者残冠残根。FR Ⅲ功能矫治是最佳方法。成功率几乎100%。

临床上还有一些病例，让我们不知所措，替牙期反𬌗。此类反𬌗多因乳牙磨耗不足或前牙轴倾度的异常，由于𬌗干扰或不良习惯等因素导致下颌处于前伸位，为了行使功能，下颌必须进一步向前调整，而处于近中位，髁状突前移，直到形成新的牙尖交错位为止。那么问题来了，用什么办法解决呢？之前介绍的RME、RPE加前方牵引，在这都有局限性。所以FR Ⅲ是此类问题最有力的武器。

FR Ⅲ矫治器主要作用部位在口腔前庭区，主要组成部分为颊屏和上下唇的唇

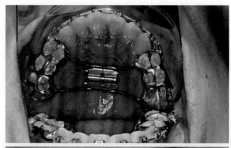

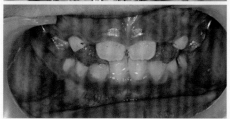

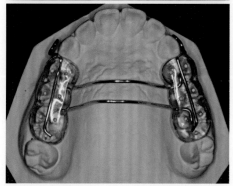

图12-2
粘结式 RME

侧；下颌唇弓紧贴下前牙唇面。患者的合作是成功的关键，初戴前一定要向家属与患者反复说明矫治器的意义。每天坚持戴用不少于 10 小时。（图 12-3）

（3）年轻恒牙列，上颌双侧 4、6 已经完全萌出：RPE（4 带环，6 带环）配合前方牵引。（图 12-4）

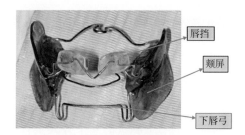

唇挡

颊屏

下唇弓

图12-3
FR Ⅲ

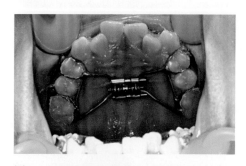

图12-4
RPE

挡，用颊屏，唇挡遮挡住唇颊肌，调整上颌唇挡，使上颌唇挡位于前庭沟顶点的上前方，对上唇施加恒久的牵张力，骨膜成骨的原理引导上颌向前生长。使发育中的牙列免受异常口周围肌肉的影响，使牙弓、颌骨能最大限度地发育。FR Ⅲ的矫治可使下颌向下向后旋转，上颌后牙向前向下萌出，限制下后牙的萌出，临床可通过调磨 FR Ⅲ𬌗垫部分的上颌𬌗面实现。

还要注意乳尖牙磨耗不足的情况，下颌乳尖牙的𬌗干扰要及时去除，根据复诊情况分次调整。

每一个月到两个月复诊一次，复诊加力原则：上颌唇挡调整到前庭沟顶点上前方；上前牙舌侧弓丝调整到上前牙的舌

（4）前方牵引：建议使用可调的框架式面具。要比杆式面具可调整范围更大。面具的上缘位于眼眉上方，调整牵引螺丝的位置使前方牵引力量达到 350gf 左右（图 12-5）。如果是高角，牵引皮筋水平面与𬌗平面平行（图 12-6）。如果是均角或

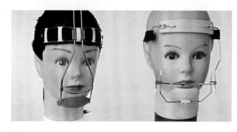

图12-5
前方牵引面具

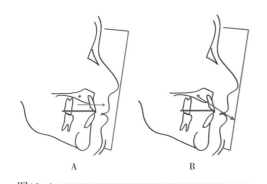

图12-6

前方牵引角度示意图

A. 高角牵引方向 B. 均角、低角牵引方向

低角，牵引皮筋水平面与𬌗平面成向前向下 30°（图 12-6）。（向前向下 30° 的牵引力方向理论上与上颌骨的 4 个骨缝垂直）

（5）有些 5 岁以下的反𬌗小孩，可能无法配合采模型。孩子在采模型过程中的哭闹，很容易使家长丧失信心，我推荐使用 MRC 矫治序列中的ⅠClass Ⅲ功能矫治器。好处就是不用采模型。但是这种矫治器治疗效果有限。后期只要孩子能够配合采模型，应该马上实施真正意义的矫正：

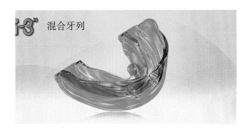

图12-7

Myobrace

RME，或者 FR Ⅲ。（图 12-7）

（6）成人反𬌗矫治

1）如果经过初诊咨询，患者的主诉是要纠正下颌前突的面型，很在意下巴。这种情况，通常需要做正颌外科才行。

2）如果患者下颌前突面型不明显，患者不太在意下巴问题。下颌能后退至前牙对刃，下前牙直立或者唇倾于基骨，这时候可以考虑单纯使用正畸的方法。

① 上颌牙列拥挤，其主要原因是上颌骨发育不足。尽量上颌不要拔牙，即便上颌牙列拥挤也要慎重拔牙。四眼簧、RPE 都是上颌扩弓的好方法。（图 12-8）

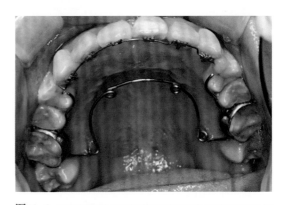

图12-8

四眼簧扩弓

② Ⅲ类牵引解除前牙反𬌗，但是小心Ⅲ类牵引的副作用是使上前牙唇倾。为了防止前牙唇倾，上颌磨牙区种植支抗必不可少。（图 12-9）

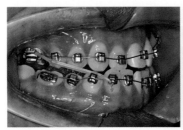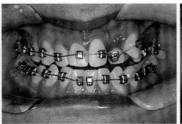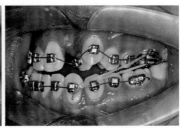

图12-9

Ⅲ类牵引

③ 下颌拔牙，拔下 4 或者下 5。应该仔细评估拔牙间隙使用情况，防止下颌拔牙后，下前牙过度内收导致下前牙过于舌倾。

④ 下颌拔 8 或者 7，这是比较安全有效的好方法。但是用什么力量远中移动下颌牙列呢？种植支抗。事实上，下颌种植钉容易松动。比较好的替代方法是：上颌后牙区种植支抗，配合Ⅲ类牵引。（图 12-10）

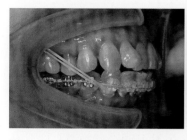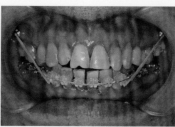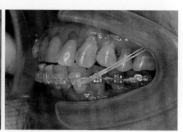

图12-10
上颌后牙区种植支抗配合Ⅲ类牵引

第13章

骨性Ⅲ类矫治策略

对于骨性Ⅲ类的矫治首先要有充足的心理准备：费时、费力和费钱，而且效果不确定，容易复发，这应该是医患双方都要铭记在心的。很多时候，在漫长的矫治过程中，患者容易忘记这些局限，过高的期待往往是失望。相比其他错𬌗畸形，反𬌗的患者对最终矫治效果的满意度较低。

如果他/她的下颌骨没过度生长，上颌骨生长得好，他/她就满意了。如果长得不好，他/她肯定不满意。不满意的情绪很容易在人与人的接触中寻找到某个借口而发泄到医生身上。因此要小心反𬌗的病例。俗话说：没有金刚钻不揽瓷器活。

对于Ⅲ类反𬌗病例，要鉴别前牙反𬌗是骨性原因还是牙性原因。如果是骨性，还要鉴别是上颌发育不足，还是下颌发育过度？实际上，大多数的反𬌗病例都是骨性和牙性的混合因素。

反𬌗的早期矫治很有必要：高角病例愈后不好，容易复发。低角和均角病例愈后比较好。临床上，下颌前突不好做，上颌后缩相对好做。对于无法预测下颌生长趋势的病例，尽量先不要拔牙。如果草率地拔牙，很有可能会失去了未来正颌外科的机会。对于无生长发育潜力的反𬌗病例，如果下颌能够后退至前牙对刃位置，患者对面型要求不高的情况下，可以考虑采用正畸治疗中的牙齿代偿的方法。但是如果下前牙已经舌倾，上前牙唇倾，下颌无法后退到前牙对刃位置，患者对面型要求又比较高，这类病例要进行正畸正颌手术联合治疗。

反𬌗的病例是选择代偿性正畸治疗还是手术治疗，两者的选择是众多考虑因素的一种权衡。这一点的鉴别类似于拔牙和不拔牙的鉴别诊断。需要考虑众多因素：牙齿位置、骨骼位置、未来生长发育的方向趋势、面部软组织形态以及患者的要求等。

鉴别诊断方法

McNamara 鼻根点铅垂线。从鼻根点 N 点做眶耳平面 FH 的垂线，该垂线定义为 N 铅垂线。铅垂线前的距离定义为正（＋），铅垂线后的距离定义为负（－）。

儿童：上颌上齿槽座点（A 点）距铅垂线 0mm，下颌颏前点（Pog 点）在铅垂线后 6～8mm；

成人：上颌上齿槽座点（A 点）在铅垂线前 1mm，下颌颏前点（Pog 点）在铅垂线后 2～4mm。

我在临床上比较喜欢使用这种方法鉴别上下颌的位置（后缩或是前突）（图 13-1）。

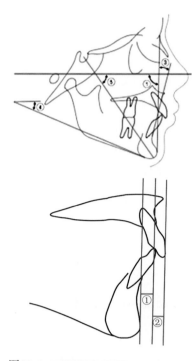

图13-1

鉴别上下颌位置示意图

① Pog 点到铅垂线的距离；② A 点到铅垂线的距离

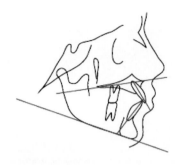

图13-2

上下切牙理想位置示意图

如何鉴别下前牙是否直立于基骨呢？有很多测量方法角度在试图表示下前牙和基骨之间的关系。但是，每种测量都有局限性。我认为，直接看下前牙影像更直接有效。

原则上：

1. 高角病例比较难处理。均角、低角病例处理难度低。

2. 上前牙唇倾、下前牙舌倾，说明已经有牙齿代偿了，这种反𬌗很难处理。

3. 下颌前突病例处理难度大，上颌后缩病例处理难度一般。

4. 鉴别诊断。

Andrews 六项正常𬌗中的第二项：确定理想的上下切牙位置。（图 13-2）

Andrews 软组织铅垂线鉴别。从软组织入手，这更接近患者的主诉和患者的主观评判标准。事事不由东，累死也无功。所

以站在患者的角度评价牙齿位置非常直接有效。理想的上前牙前界位置：软组织前额部中点向下做铅垂线，这条线应该通过上中切牙的唇面高点。这是上前牙理想的前后向位置。

理想的上前牙倾斜角度，要通过上中切牙长轴和腭平面之间的交角（UI-PP）评价。正常值为 108°，大于这个值上前牙唇倾，小于该值则舌倾。

上下切牙理想长轴交角（UI-LI）正常值为 125°，根据该角来确定下中切牙的理想位置。此外下前牙应该尽量直立于基骨。

这种方法制定出来的理想上下前牙位置在骨骼问题严重的情况下，患者需要采用正颌外科手术的几率比较高。（图 13-3）

目前国内能够接受正颌手术的患者并不多，因此我们采取的治疗方法大多数是牙齿的代偿：内收下前牙，唇倾上前牙。在反𬌗矫治的过程中，最常听到的抱怨是：大夫，我觉得我的上前牙突出来了。说明大多数患者不喜欢上前牙过度唇倾。因此，对于骨性Ⅲ类的牙齿代偿的治疗，我们的主要治疗方向是内收下前牙。在矫治前评价下前牙在下颌骨的位置很重要，如果下前牙已经出现了严重的舌倾，这说明没有代偿的余地了，只能采取手术治疗。如果下前牙比较唇倾或保持直立，说明舌向内收的余地比较大，选择牙齿代偿的方

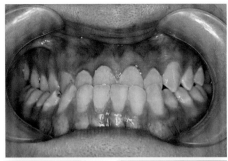

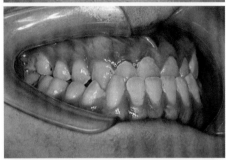

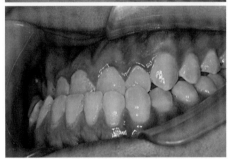

图13-3
需要外科手术的下颌前突骨性Ⅲ类病例

法进行治疗成功的几率就会比较高。

反𬌗的病因很复杂，而且是交叉掺杂在一起的：有可能是后颅底过长，上颌骨发育不足，下颌骨过长，过大的下颌平面角，骨骼的问题引发牙齿的代偿（上前牙唇倾，下前牙舌倾）。统计学分析表明：青少年反𬌗病因中，25%是上颌后缩，19%是下颌前突，22%是两者综合因素。对于高角病例，同时还存在着下颌很多生长，反𬌗有可能随着生长而加重。因此生长发育期的青少年反𬌗，矫治要慎重。要和家长说清楚下颌生长的不可预测性。尤其不要轻率地拔牙。这时候比较安全的方法是FR Ⅲ功能矫治。

假性骨性Ⅲ类

如果遇到这种患者，你就撞到好运气了，这种患者对治疗结果会很满意。

这类患者的特点是：

1. 下颌可后退至前牙对刃位。

2. 在下颌后退位拍头侧，相应的骨骼测量指标介于Ⅰ类和Ⅲ类之间，没有上下颌骨异常情况。

3. 下颌后退位时面型良好（图13-4）。

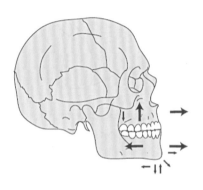

图13-4
下颌后退位示意图

4. 口内主要表现为上前牙舌倾，或者下前牙唇倾。

治疗方案

1. 可以首先使用FRⅢ功能矫治，反𬌗会很快做好。

2. 直接使用固定矫治器，随着牙齿的排齐，适当地配合Ⅲ类牵引诱导正常咬𬌗，反𬌗也会很快做好。

反𬌗的早期矫治

反𬌗应该早期矫治。反𬌗的早期矫治的意义是：①解除前牙早接触，去除前牙咬𬌗创伤。②改善上下颌骨之间的比例关系。③改善咬殆功能。④恢复正常牙弓形态。⑤改善面型的不美观。

矫治反殆有很多方法，各有利弊。Borrie 等人综合了 45 篇文献，试图找出哪种方法最有效。可惜没有结论。因此，按照我们的临床经验进行矫治。

通常乳牙期使用粘结式扩弓器（RME），年轻恒牙期使用带环式扩弓器（RPE）。龋坏严重的乳牙期和替牙期推荐使用 FRⅢ。前牙反覆殆比较深的病例也可以使用后牙带殆垫的粘结式扩弓器（RME）（图 13-5）。加力方式：每天 1～2 圈（每圈 0.25～0.5mm），10 天内扩完。为什么要扩弓？为了松解上颌骨骨缝、腭颌缝、鼻颌缝、颧颌缝、翼颌缝等多个骨缝。颅颌面骨缝之间的新骨沉积促进上颌骨生长。上颌快速扩弓，松解骨缝之后，有利于前方牵引解除前牙反殆。上颌扩弓，前方牵引都是通过机械力量撕扯骨缝，改变骨缝之间的纤维束分布，增加骨缝纤维组织内的成骨细胞数目，促进类骨质沉积成骨。

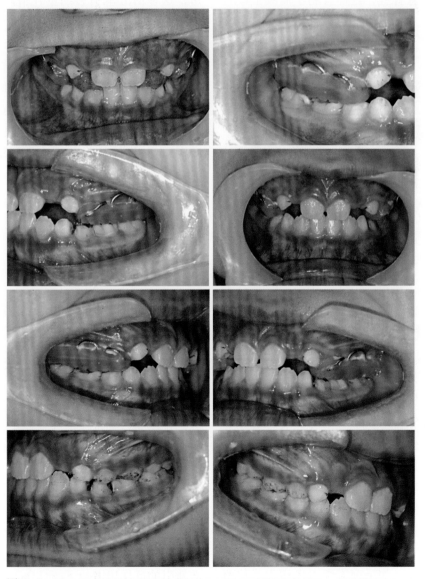

图13-5
病例口内缘

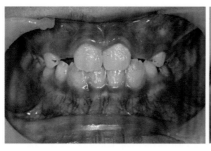
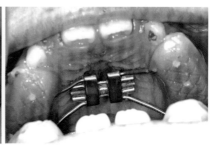

图13-5（续）

临床研究表明：先进行上颌快速扩弓，松解上颌骨骨缝，这样有利于后续上颌骨前方牵引、骨改建的效果。

1. 上颌扩弓（图 13-6）

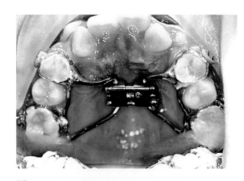

图13-6
RPE扩弓

2. 前方牵引　1944 年，Oppenheim 认为下颌骨基本上无法控制，对于Ⅲ类病例，能做的就是前方牵引上颌骨。1960 年，Delaire 使用前方牵引面具促进上颌骨生长。Peti 重新改进了 Delaire 面具，使面具的口外加力点变为可调整位置，从而增加牵引力。1987 年，McNamara 针对替牙期乳牙形态固位力差的生理特点，发明使用口内粘结式𬌗垫快扩加力装置。虽然前方牵引短期内的确能够解除前牙反𬌗，但是远期稳定性还没有定论。

上颌骨的阻抗中心位于上颌 6 的远中邻接面，高度位于后牙功能𬌗平面和眶底距离的中点。如果前方牵引作用力线位于阻抗中心下方，上颌骨会发生逆时针旋

转，上颌后部伸长，上前牙唇倾。如果高角，这种前方牵引会加重开𬌗倾向，前面高增大，脸会变得更长。因此要注意调整前方牵引的加力点位置，口内的加力点应该位于上颌 3、4 之间，对于高角患者：调整口外面具加力点位置，使牵引力方向平行于𬌗平面（图 13-7A）。如果是均角或者低角，调整口外面具加力点，使牵引力方向参照𬌗平面向前向下 30°（图 13-7B）。建议使用口外牵引老虎皮筋，单侧力量 350～600gf。

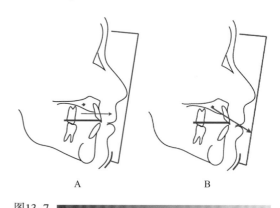

图13-7
前方牵引角度示意图

前方牵引解除前牙反𬌗的机制是什么？是下列一些形态位置的改变，综合在一起解除了前牙反𬌗：①上颌骨逆时针旋转，上颌后部伸长，由于支点效应，下颌顺时针旋转，下颌骨向下向后旋转。②前方牵引的反作用力使下颌骨向下向后旋转。③上前牙唇倾。④下前牙舌倾。

那么到底是哪种因素占主导作用呢?
除了跟牵引方法设计有关之外, 更重要的
是患者的上颌骨生长潜力。生长潜力好的
患者, 前方牵引主要是骨骼改变为主导,
这种情况下, 前牙反𬌗解除后, 面型好看。
如果患者上颌骨生长差, 更多是牙齿的代
偿, 则治疗后面型改善差。

前方牵引治疗成功, 前牙反𬌗解除,
哪些因素起到了作用呢?

矫治时间因人而异, 通常在 6~8 个
月。统计学分析表明:矫治成功的因素
31% 是由于上颌前移, 21% 是由于下颌向
下向后旋转, 28% 是由于上前牙唇倾, 20%
是由于下前牙舌倾。

(1) 上颌前方牵引时机:组织学研究
表明, 上颌骨骨缝 8 岁之前, 纤维束顺序
排列, 8~13 岁, 骨缝纤维束交织排列, 并
伴有类骨质的沉积。因此, 乳牙期、替牙
期以及年轻恒牙列期都适合快速扩弓同时
配合前方牵引。

研究表明, 前方牵引开始的时间越早
(乳牙期或者替牙期), 上颌骨前移的量就
越大, 平均为 2mm。矫治结束后, 前牙的
覆𬌗越深稳定性越好。因此, 最佳的矫治
时间应该在上颌恒切牙开始萌出的时候,
这样替牙期矫治结束之后, 前牙形成的正
常覆𬌗有利于反𬌗的稳定保持。

(2) 反𬌗矫治结束的时机:前牙覆盖
应该在 4mm 以上, 做到过矫正。有些稳
定性差的病例, 还需要做 FR Ⅲ 功能矫治器作
为保持。

而表现为高角、下颌生长与上颌生长
比例不调、下颌前突的患者, 这种病例 1/3
的患者可能要复发, 最终要选择手术治疗。

3. FR Ⅲ 功能矫治器 (图 13-8, 图 13-9)

4. 颏兜矫治 (图 13-10) 最早, 日本
科学家利用狗做动物实验, 使用颏兜抑制
下颌生长。结果非常鼓舞人心, 看到了下

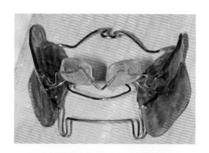

图13-8
FR Ⅲ

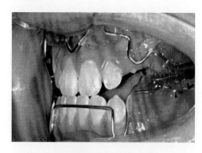

图13-9
FR Ⅲ (临床应用)

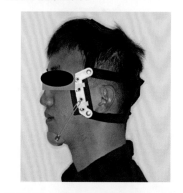

图13-10
颏兜矫治

颌骨生长受限。但是同样的操作不可能用
于人类, 因为人不可能 24 小时全天戴, 而
且是重力。

颏兜矫治反𬌗的机制不是限制了下颌
生长, 而是使得下颌出现向下向后旋转,
下前牙舌倾。前面高增加, 这实际是以牺
牲面型的美观而解除牙齿的反𬌗, 对于高
角患者这是个噩耗, 因为脸会更长。白种
人的脸比亚洲人脸长, 因此颏兜有时候更
适合于亚洲黄种人。

哪些人适合利用颏兜来矫治反𬌗呢?

低角或者均角患者，下前牙存在散在间隙，反𬌗的原因主要是下颌前突。矫治时间一般在1～4年，但是颏兜矫治的效果还不明确，基本上，我不做颏兜。

反𬌗的非手术治疗

1. 拔牙矫治　首先要确定下颌生长型良好（均角或低角），不存在下颌生长发育过度的可能，或者生长发育已经结束。其次，上下颌骨骨骼关系为Ⅰ类关系，不是Ⅲ类。面型不属于下颌前突。此时前牙反𬌗的原因是上下牙位置关系的差异。此类反𬌗的治疗方法可以考虑首先行

RPE配合前方牵引解除前牙反𬌗，再进行拔牙矫治。

（1）矫治初期（图13-11）。

（2）矫治第一阶段（图13-12）。

（3）矫治第二阶段（图13-13）。

（4）矫治第三阶段（图13-14）。

（5）矫治结束（图13-15）。

2. 不拔牙代偿矫治　下颌骨生长发育已经结束，下颌可以后退到前牙对刃，下前牙直立于基骨。如果下颌拔牙，下前牙会出现过度舌倾，牙根有从骨内脱出的可能。

下颌种植支抗是首选方法：下颌磨牙后区使用种植支抗，整体内收下前牙（图13-16）。

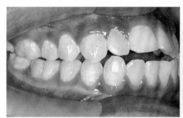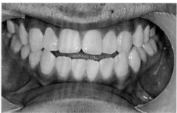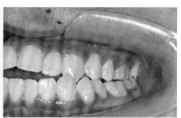

图13-11
矫治初期

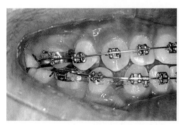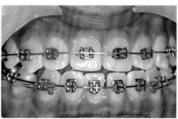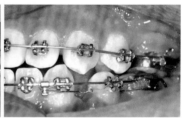

图13-12
矫治第一阶段

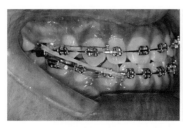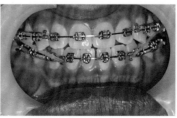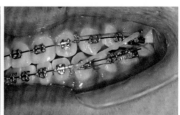

图13-13
矫治第二阶段

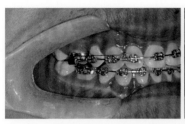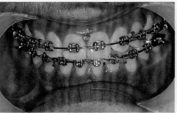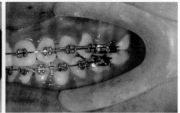

图13-14
矫治第三阶段

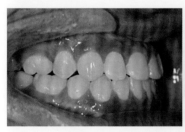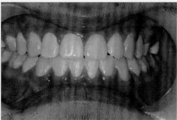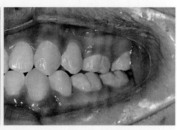

图13-15
矫治结束

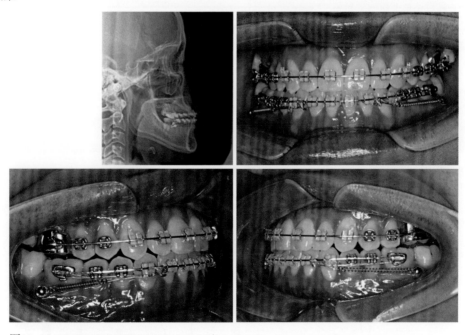

图13-16
下颌种植支抗整体内收下前牙

反𬌗的手术前正畸

如何鉴别反𬌗的手术病例?

患者的主诉是强调改善面型,尤其在意上颌骨发育不足,前牙反𬌗,下颌前突,

X线片分析可见:下前牙明显舌倾,上前牙明显唇倾。患者18~20岁以后生长发育已经结束。

那我们主要矫治的目的就是去除牙齿的代偿。反𬌗的患者在牙齿代偿上表现为上前牙唇倾,下前牙舌倾,最重要的是上颌牙弓颊向倾斜扩大，下颌牙弓舌向倾斜缩小。因此，此类反𬌗的术前矫治应在前牙覆盖小于 6mm 时，拔除上颌两个 4，内收上前牙，唇倾下前牙。上下后牙做交互牵引缩小上颌牙弓，扩大下颌牙弓。

由于正𬌗外科手术中需要截骨，下颌智齿需要在术前 3 个月内拔除。

（1）骨性反𬌗手术病例（初始）（图 13-17）。

（2）骨性反𬌗手术病例（一阶段）（图 13-18）。

（3）手术：上颌 leFort Ⅰ型截骨，下颌矢状劈开截骨（图 13-19）。

（4）骨性反𬌗手术病例（二阶段）（图 13-20）。

（5）骨性反𬌗手术病例（结束）（图 13-21）。

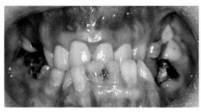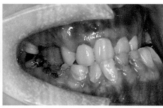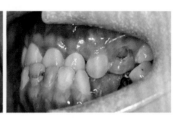

图13-17骨性反𬌗手术病例（初始）

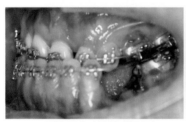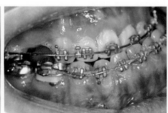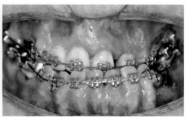

图13-18

骨性反𬌗手术病例（一阶段）

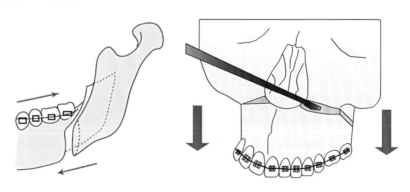

图13-19

上颌 leFort Ⅰ型截骨，下颌矢状劈开截骨

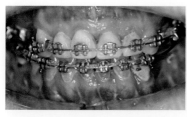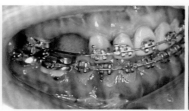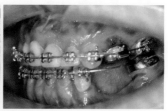

图13-20
骨性反𬌗手术病例（二阶段）

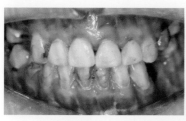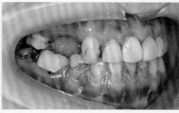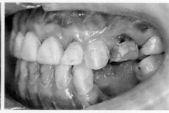

图13-21
骨性反𬌗手术病例（结束）

第 **14** 章
中线偏斜的矫治策略

这里要强调：我们现在讨论的是上下前牙中线的偏斜，问题集中在牙齿。而不是严重的骨性偏颌。临床上，我们看到的中线偏斜，大多数属于牙性的中线偏斜。骨性偏斜并不严重。随着种植支抗的引入，一些需要手术改变𬌗平面的病例又被拉回到了正畸治疗的范围内。因此即便有些前牙中线偏斜同时掺杂有骨骼偏斜的患者，只要不是很严重，使用种植支抗，在牙齿代偿范围之内，都是可以纠正上下中线不调的。

有一个很有趣的指数——Peer assessment rating index（PAR）指数：视觉感官指数。对于错𬌗畸形，正畸大夫第一眼就能看出来前牙覆盖问题（PAR 权重指数为 4），第二眼基本就是上下中线是否居中的问题（PAR 权重指数为 3.5）。不过，如果这个人会掩饰，上下中线不调在 2.2mm 之内基本上不容易被察觉到。

对于不同专业的牙科医生而言，正畸大夫对中线不正最敏感，能感知到 1mm 的差距，修复大夫能感知到 3mm 范围的上下中线不正。外行人能感知到 4mm 范围的上下中线不正。从牙齿的美观接受程度和咬𬌗功能角度看，上下中线偏斜在 2mm 之内都是正常的（图 14-1）。

但是患者中，有 19% 的人对中线十分挑剔，他们甚至无法容忍出现 0.5mm 的

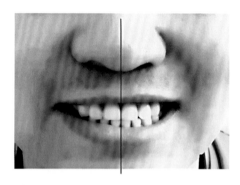

图14-1
上下中线

中线偏斜。有时候上下中线偏斜同时伴随着上下𬌗平面的倾斜，这是最可怕的。在没有种植支抗出现之前，这是绝对的疑难问题。幸好种植支抗引入，很轻松地解决了𬌗平面倾斜。如果𬌗平面倾斜超过 10°，70% 的正畸大夫能感知到，40% 的患者能感知到。但是会有 10% 的患者能感知到𬌗平面偏斜 5°并且对此非常纠结。

𬌗平面倾斜不能通过单纯地研究模型，诊断上下中线偏斜。需要同患者面对面，仔细观察患者的面相。软组织正面相尤为重要。

纠正中线偏斜的方法

（1）前牙区斜行牵引。

（2）单侧推磨牙向后。

（3）不对称拔牙。

（4）单侧种植支抗。

以上方法，前牙区斜行牵引最危险，也尽量少做。很容易引发殆平面倾斜（图 14-2），从而使上下中线不正的问题变得更加复杂。临床上如果非要做前牙区斜行牵引，一般使用轻力，比如猴子皮筋。两周就要复诊观察。最近的 CBCT 影像学研究发现，60% 的 Ⅱ 类伴发上下中线不正的病例，其主要原因是单侧下颌后缩超过了 2mm。对于这种病例，重点是引导下颌向前而不是上颌拔牙。

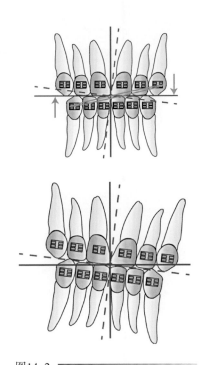

图14-2
斜行牵引导致殆平面倾斜

牙性上下中线偏斜的原因

还有一些上下中线不正，是发生在矫治过程中的，Nanda 认为这种矫治中出现的上下中线不正看到就得解决，早点解决中线问题，就能规避后期出现的矫治力不对称等问题，也不会引起殆平面偏斜等继发问题。

牙性上下中线不正的原因如下：

（1）牙弓形态扭曲，上下牙弓宽度不匹配。

（2）单侧缺牙。

（3）上下牙齿宽度比例不匹配（bolton 指数不调）。

（4）不对称性牙列拥挤。

（5）殆平面倾斜。

（6）矫治力不对称。

（7）单侧咀嚼。

矫治方案：

（1）中线偏斜的早期矫治，先天缺牙或者乳牙早失。

矫治方法：重新获得间隙，缺隙保持。

（2）伴牙列反殆的中线偏斜。

矫治方法：上颌扩弓，使上下牙弓宽度匹配（图 14-3）。

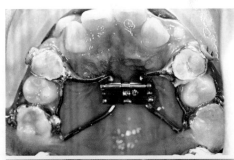
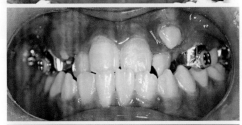
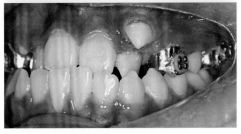

图14-3
上颌扩弓使得上下牙弓宽度匹配

Ⅱ类Ⅰ分类中线偏斜：上中线正，下中线不正

1. 如果前牙拥挤，开唇露齿，可以考虑拔牙矫治，上下拔4个双尖牙，或者选择不对称拔牙。

2. 不拔牙排齐，斜导引导下颌向前，调整中线。用于斜导纠正中线的蜡𬌗记录（图14-4）。

Ⅱ类Ⅱ分类中线偏斜：上中线不正，下中线正

1. 如果前牙拥挤，开唇露齿，可以考虑双侧拔牙矫治。

2. 如果前牙直立，轻度拥挤，上牙弓狭窄，可以上颌四眼簧扩弓。有时候把上颌7纳入矫治序列，使用弓丝扩弓排齐也能矫正中线。

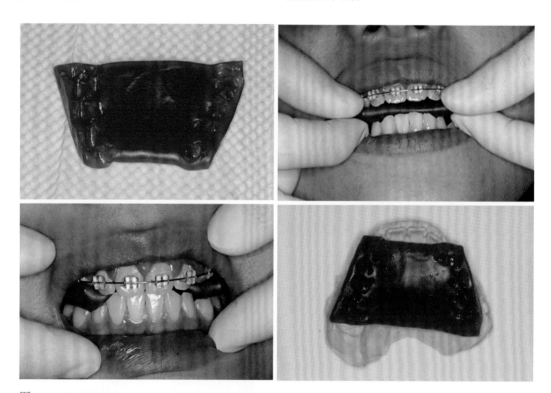

图14-4
斜导纠正中线的蜡𬌗记录

3. 如果前牙直立，轻度拥挤，单侧使用种植支抗。

复合型上下中线不正

矫治方法：拔牙矫治（对称性或者不对称性拔牙），或者不拔牙扩弓排齐，调整上中线获得单侧缺牙间隙，日后修复。

Ⅲ类上下中线不调

在Ⅲ类矫治诊断的基础上，结合Ⅲ类矫治方案，进行拔牙矫治或者扩弓。拔牙方案中根据上下中线不调的程度，选择对称性拔牙或者不对称性拔牙。

矫治方法：下颌单侧拔牙。

单侧种植支抗纠正中线偏斜

在矫治的过程中，由于左右咀嚼力的不对称或者患者不良的咀嚼习惯容易出现上下中线不调。单侧种植支抗纠正中线偏斜是最有效的方法（图 14-5）。

单侧种植支抗纠正中线偏斜生物力学分析

由于单侧种植支抗与主弓丝牵引钩之间的作用力线位于上颌前牙段阻抗中心的后下方，种植支抗侧的后牙段出现压入的效应。

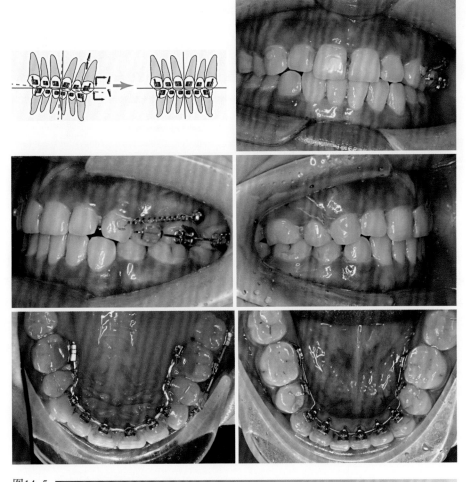

图14-5

单侧种植支抗纠正中线偏斜

对侧牙列的后牙段出现伸长的效应，临床上会出现上颌牙列的殆平面倾斜（图 14-6）。

解决方法：单侧延长臂牵引钩配合单侧种植支抗，使作用力线接近上颌前牙段阻抗中心的高度，从而避免上颌前牙段倾斜（图 14-7，图 14-8）。

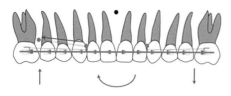

图14-6 ▊

上颌牙列殆平面倾斜示意图

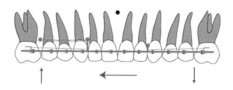

图14-7 ▊

单侧延长臂牵引钩配合单侧种植支抗示意图

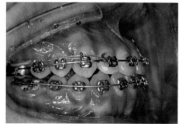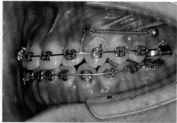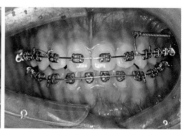

图14-8 ▊

单侧延长臂牵引钩配合单侧种植支抗

| 病例展示 | 不对称拔牙纠正中线不正 |

患者，女，23岁。

主诉：牙不齐，中线偏，要求隐形矫治。

检查：高角，右侧磨牙近中关系，左侧磨牙中性关系，右侧尖牙Ⅱ类关系，上下3-3Ⅱ度拥挤，Ⅰ度覆盖，覆殆正常；上下前牙唇倾，上中线右偏4mm，18、48已萌出，36不完全根治。

诊断：安氏Ⅱ类。

治疗计划：（1）25、35、46拔除；
（2）上颌舌侧矫治1825系统；
（3）下颌唇侧陶瓷托槽2228系统；
（4）调整上中线；

（5）关闭间隙，调整咬殆。

矫治前X线片及口内像见图14-9～图14-11所示。

矫治4个月后口内像，上颌0.014″TMA，下颌0.014″镍钛（图14-12）。

矫治9个月后口内像，上颌0.018″不锈钢丝，24和26之间橡皮链；下颌0.019″×0.025″不锈钢丝，鞋拔子曲（图14-13）。

矫治16个月后口内像，间隙基本关闭，上中线对齐（图14-14）。

矫治20个月后拆除矫治器口内像、X线片及矫治前后头影测量值（图14-15～图14-17，表14-1）。

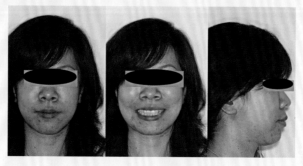

图14-9 矫治前面像

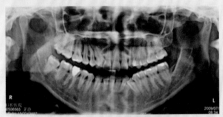
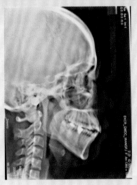

图 14-10　矫治前曲断、头侧位片

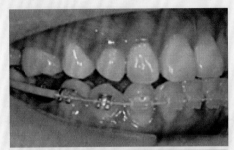
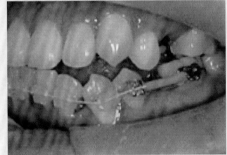
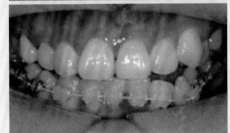
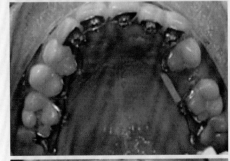
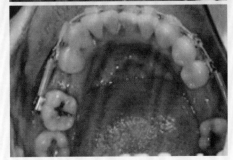

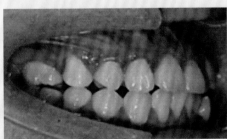
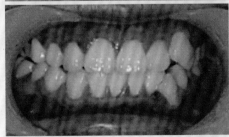
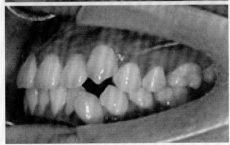

图 14-11　矫治前口内像　　　　　　　图 14-12　矫治 4 个月的口内像

病例展示　　不对称拔牙纠正中线不正（续）

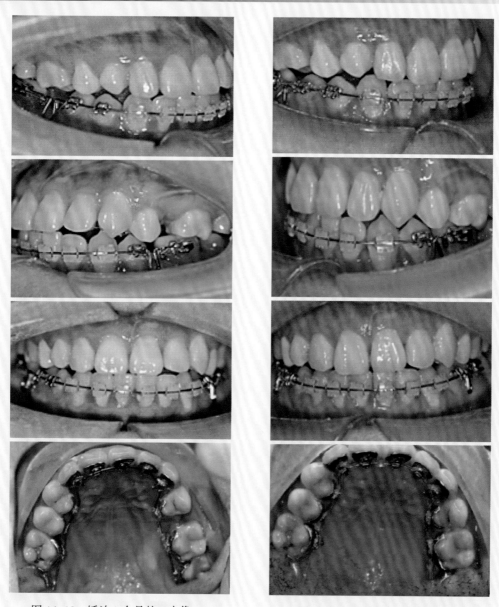

图 14-13　矫治 9 个月的口内像　　　　图 14-14　矫治 16 个月的口内像

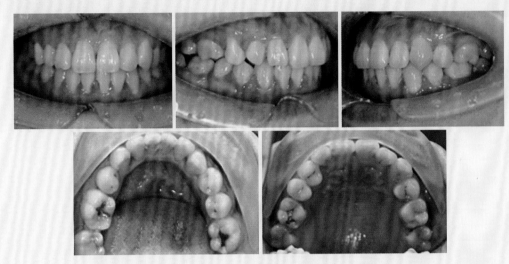

图 14-15　矫治后口内像

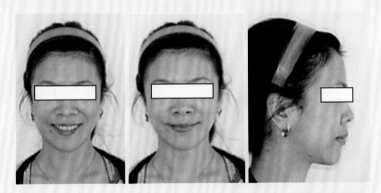

图 14-16　矫治后面像

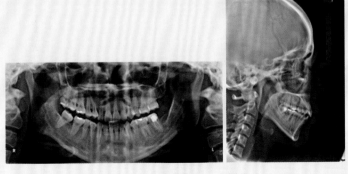

图 14-17　矫治后曲断、头侧位片

病例展示	不对称拔牙纠正中线不正（续）

表 14-1 矫治前后头影测量值

数　据	正　常　值	矫　治　前	矫　治　后
FMA	25°	33.8°	34.1°
FMIA	67°	54.1°	56.1°
IMPA	88°	92.1°	89.7°
SNA	82°	81.8°	82.5°
SNB	80°	75.3°	76.4°
ANB	2°	6.1°	6.4°
OCC PLANE	10°	19.3°	16°
Z ANGLE	75°	59.9°	70.2°
U1-SN	104°	100.7°	95.4°
U1-L1	125°	125.1°	130.4°

第15章

牙齿移动和关闭间隙的生物力学分析及临床应用

牙齿的阻抗中心：简单地说，阻抗中心就是牙齿上的一点，类似牙齿的重心，物理学上，整个牙齿可以浓缩到这一点。这一点的位置不仅和牙齿的形态有关系，还和包裹牙齿的牙槽骨的高度、密度，牙周组织结构，牙周膜结构等因素有关系。

阻抗中心到底在哪儿？为了探究这个问题诞生了很多博士、硕士，但谁都没搞清楚。只知道大体上的位置，单根牙的阻抗中心位于釉牙本质界到根尖，牙根长轴靠近根尖的1/3处。磨牙的阻抗中心位于根分叉区。（图15-1）

通过牙齿阻抗中心的力量可以使牙齿产生整体移动，但很可惜，我们只能远离阻抗中心在牙冠的托槽上施加力量，由此会产生力矩，总之如果不施加额外的控制，

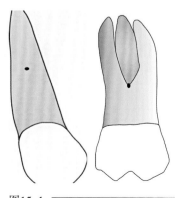

图15-1
阻抗中心

我们施加到牙齿的力量会使牙齿产生倾斜，而不是我们更多时候所期望的整体移动。这就是另一种人生魅力：事与愿违。

为了使牙齿整体移动：我们得在托槽里面施加转矩。理论计算中，转矩和力量之间的比值决定着牙齿移动的状态。转矩是 M，力量是 F。

牙齿移动的种类：

（1）非控制性倾斜移动（uncontrol tipping）：当 $M/F < 5:1$，牙齿发生倾斜移动。牙齿的旋转中心接近牙齿的阻抗中心。（图15-2A）

（2）控制性倾斜移动（control tipping）：当 $M/F = 7:1$，牙齿出现控制性倾斜移动，此时的牙齿旋转中心位于牙齿的根尖区。（图15-2B）

（3）整体移动（bodily movement）：当 $M/F = 10:1$，牙齿的旋转中心位于无限远，牙齿出现整体移动。（图15-2C）

（4）控根移动（root correction）：当 $M/F = 12:1$，牙齿的旋转中心位于牙冠，冠不动根动。（图15-2D）

如此复杂抽象的理论比值，怎么体会临床应用呢？

M 是什么？对于前牙，M 就是托槽槽沟里的转矩，比如 MBT 数据，厂家给预设置的转矩，中切牙是17°，侧切牙是10°。

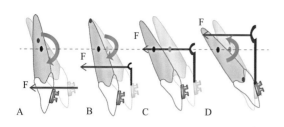

图15-2

牙齿移动示意图

矫治过程中，转矩不够怎么办？自己在弓丝上加。

临床上，我们总能看到牙齿倾斜移动，总感觉转矩不够，因为我们总觉得牙齿没动，总觉得力量不够，结果力量总是加大。F 大了，平衡 F 的转矩因此显得不够了。

通俗的理解就是家里没钱，就省着点花。所以临床上我们一直强调轻力矫治。为什么？不仅因为节省后牙支抗，防止牙根吸收等因素，更多的是因为托槽里的转矩有限，所以得轻力。

既然 M/F 比值决定着牙齿移动的方式，为了实现整体移动（大多数情况都需要整体移动）除了考虑增加转矩 M 之外，如何降低 F 显得尤为重要。

这时候再看看，那些关闭曲是不是够亲切。增加托槽间距的弓丝长度就是增加局部弓丝的弹性。为了和转矩相匹配，曲的大小形状此时就得很有讲究，就涉及角度尺寸，而且还要考虑到患者的舒适性。（图 15-3）

曲的位置得仔细设计一下，这就是著名的 V 字曲（V bend）理论。我曾经试图去理解相关的静态力平衡法则（static equilibrium）。直到看到一句话就释然了，这需要复杂的数学物理学计算才能得出结论。以我的理论水平看来彻底没戏了，好了，解脱了。来吧，学习不能任性，背下来吧。

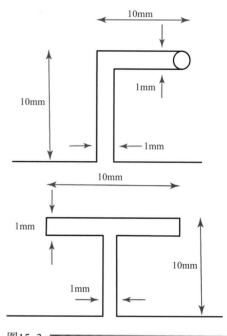

图15-3

关闭曲示意图

越靠近 V 字曲的牙齿，承受的力矩越大，远离曲的位置力矩越小，如果超过了两个牙段间距的 2/3，曲对于远离侧牙齿几乎没什么力矩作用了，只是单纯的压入力了。其反作用力就是对靠近曲的牙齿产生了一个伸长的力量。（图 15-4）

应用这种力学分析的前提是双尖牙区不粘托槽。临床上的常见应用是在 Begg，Tip-Edge 矫治技术中，后倾弯打开咬𬌗。（图 15-5）

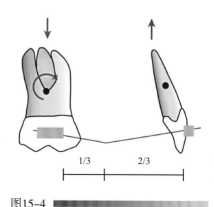

图15-4

超过两个牙段间距的 2/3 的力的示意图

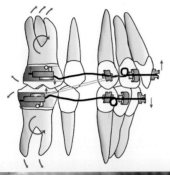

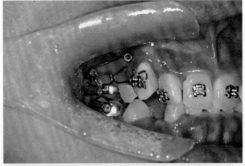

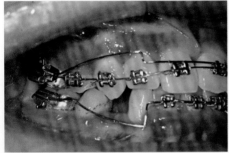

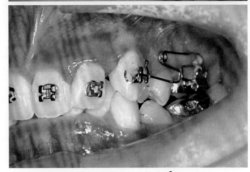

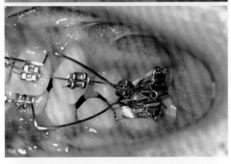

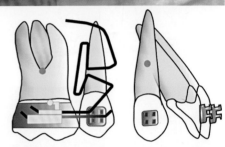

图15-5
后倾弯打开咬殆

图15-6
TMA T 形曲

片段弓技术使用力学分析的方法设计弓丝的形态和位置。其理念就是把整个牙列分为三个牙段：一个前牙段，两个后牙段。

所以 Burstone 设计了一系列的 TMA T 形曲（图 15-6），能够精准地根据 M/F 比值控制牙齿移动的模式。这是片段弓重要的理论基础。十几年前当我痴迷做片段弓的时候，围观的研究生们看到如此复杂，因而对正畸产生了恐惧。真对不起他们。

现在我们临床上更多地使用连续弓丝，看着简单了。但是力学分析反而变得复杂不清楚了。

拉尖牙向远中的力学分析：

尖牙远中移动时，远中牵引力产生远中倾斜的力矩 MF，尖牙首先向远中倾斜，通过尖牙托槽的弓丝发生形变弯曲，弓丝形变反作用在托槽的两翼上，产生对抗尖牙倾斜的反方向力偶力矩 MC。随着尖牙持续远中倾斜，F 逐渐变小，MF 变小，弓丝变形加剧，MC 逐渐增加。当 MC=MF 的时候，尖牙远中倾斜停止。当 MC 逐渐大于 MF 的时候，尖牙牙根开始出现远中移动。直到尖牙重新回复直立状态。也就是说尖牙先倾斜，后控根移动，最后的结果是貌似整体移动。（图 15-7）

临床上，尖牙远中移动时，要格外注

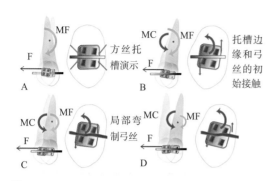

图15-7

尖牙远中移动的生物力学分析

意弓丝的硬度，并使用轻力。如果弓丝太软，远中力量太大，这种倾斜直立的平衡会被打破。尖牙会一直倾斜，失去控根的

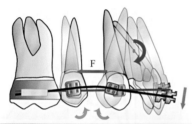

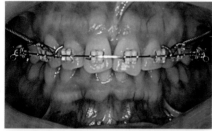

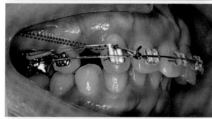

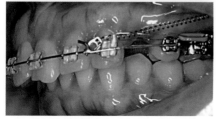

图15-8

过山车效应

机会。尖牙远中倾斜的代价是，尖牙远中弓丝向牙龈方向变形，双尖牙压入，出现开𬌗，尖牙近中，弓丝变形，朝向𬌗方，前牙段伸长。纵观整个牙列，这就是我们常说的过山车效应（图15-8）。

拔牙病例关闭间隙的方法通常有两种选择：两步法（先拉尖牙远中，再4个切牙内收）和一步法（不经过远中移动尖牙的过程，直接整体6个前牙内收）。各有利弊，很多高手们也各执一词。同样地，使用关闭曲和滑动法关闭间隙也是各有利弊。

关闭曲是通过弓丝形变带动牙齿移动，因此是无摩擦的力学体系，而且可以通过控制关闭曲的位置，实现支抗牙整体移动或者控根移动，对抗移动牙齿的倾斜移动（调整 M/F 比值），因此可以节省很多额外的强支抗，比如口外弓、种植支抗。关闭曲操作相对复杂，而且操作精确敏感度高，简单地说，关闭曲虽好，但是临床弯制复杂，出错率高（图15-9）。

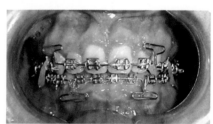

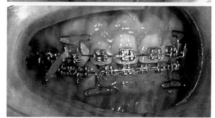

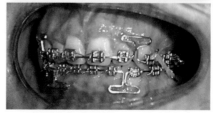

图15-9

关闭曲

　　整体移动滑动关闭间隙，看似简单，没有尖牙远中移动的步骤，但是一根平直的丝对前后牙没有区别性的 M/F 控制，因此平直丝滑动关闭间隙需要额外的强支抗控制、口外弓、种植支抗。这些额外的装置貌似增加了矫治复杂性，但是出错率低。只要确保尽量把丝换到 0.019″×0.025″ 不锈钢丝，使用 200gf 滑动关闭间隙，绝大多数病例都能平稳完成。（图 15-10）

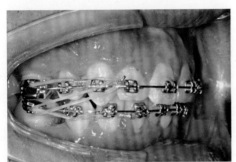

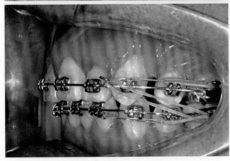

图15-10
滑动关间隙

　　种植支抗真的就那么好吗？总会有得失。种植支抗的副作用是什么？

　　种植支抗通常位于上颌 5、6 之间，如果整个牙列没有完全排齐整平，即便勉强换到 0.019″×0.025″ 不锈钢丝上，弓丝和托槽之间的摩擦力使得整个上牙列成为一个整体，弓丝在托槽内滑不动了。此时滑动关闭间隙的力学体系不存在了：摩擦力使上颌牙列成为一个整体。种植支抗和牵引钩之间的拉簧作用力线通过上颌牙列

阻抗中心的下方。上前牙伸长，上后牙压入。整个上颌牙列出现顺时针旋转，舌向倾斜。此时患者会对你说：大夫，我觉得上牙是收回去了，可是拔牙缝没见小，而笑的时候牙肉露得多了。专业解释这句话就是：大夫，您的滑动关闭间隙失效，弓丝在托槽里没滑起来，您只不过使上颌牙列整体舌向倾斜了，上前牙转矩丢失了。（图 15-11）

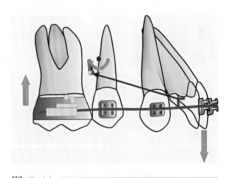

图15-11
利用种植支抗关闭间隙的生物力学分析

　　出现了这种情况怎么办呢？
　　（1）把 7 纳入矫治序列。
　　（2）把弓丝尖牙远中段磨圆。
　　（3）使用相对细一点的方丝，比如 0.017″×0.025″ 不锈钢丝，虽然 0.017″×0.025″ 不锈钢丝降低了弓丝在后牙托槽之间的摩擦力，但是前牙转矩控制力也降低了。得在牵引钩的近中弯制人字曲 15°，以此重新获得转矩的控制。
　　（4）颌内牵引主动结扎。为什么？我们在临床中发现，由于磨牙牙根远中倾斜，弓丝在对磨牙排齐整平过程中，磨牙会自动调整到直立状态。种植支抗作用下使得磨牙牙冠远中倾斜，如果磨牙颊面管沿着弓丝远中移动，慢慢会超过弓丝远中端，弓丝末端会卡在颊面管内，滑动关闭间隙失效。
　　（5）上前牙区种植支抗：上前牙段伸

长会使弓丝变弯,自然会产生垂直向过山车效应。上前牙区种植支抗对前牙压入效应正好抵消了上颌磨牙区种植支抗造成的整体牙列的顺时针旋转。保持弓丝处于平直状态。平直丝在托槽体系内,摩擦力自然降低(图15-12)。

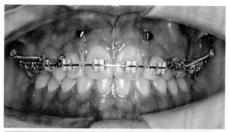

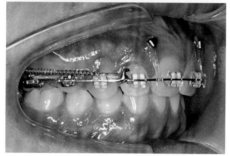

图15-12
上前牙区种植支抗配合后牙种植支抗

(6)既然弓丝在托槽内开始滑动,那么力学机制又开始发生了变化:种植支抗对于前牙段斜向上的作用力线,同时会产生远中力和少量的垂直压入力,但是种植支抗作用力线毕竟还是在前牙段阻抗中心的下方,上前牙段还是会出现顺时针旋转,此时上前牙种植支抗压入力就显得格外珍贵(图15-13)。

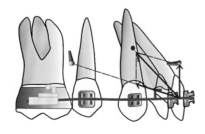

图15-13
上前牙区种植支抗压低前牙配合后牙种植支抗关闭间隙的生物力学

(7)使用延长臂,延长臂接近阻抗中心,产生倾斜的力矩会减少,加上托槽弓丝之间足够的转矩控制,前牙段可以出现整体移动。但是延长臂要足够长,不过延长臂的长度又受到患者前庭沟深度的限制。理论设计必须考虑到患者的舒适性和耐受性(图15-14,图15-15)。

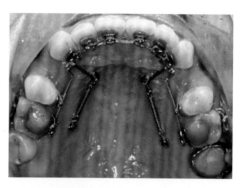

图15-14
舌侧延长臂

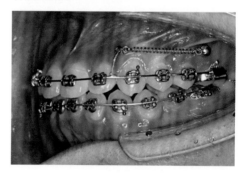

图15-15
唇侧延长臂

关于阻抗中心:每个牙齿都有自己的阻抗中心,几颗牙齿组合在一起又是一个新的阻抗中心,整个上颌或者下颌牙列有阻抗中心,上颌骨也有阻抗中心。一个矫治力施加在牙齿上,到底该怎样进行力学分析呢?关键要看阻抗中心的设定。总之如果弓丝托槽之间的摩擦力大,就把多个牙捆绑在一起分析组牙段的阻抗中心,如果弓丝在托槽内摩擦力不足以影响弓丝滑动,那么就可以按照单颗牙定义阻抗中心。在这个基础上,我们回头看一下MEAW,

原来 MEAW 的意义是把每个牙齿分开，松散联系且不失控制，力学分析应该设定在每个牙齿的阻抗中心。所以我们认为对于不拔牙病例，如果使用种植支抗整体内收牙列，MEAW 弓要比平直弓丝更有效率。毕竟 MEAW 把每个牙齿的阻抗中心分散开了，弓丝在托槽内不是滑动，因此也不存在摩擦力。（图 15-16）

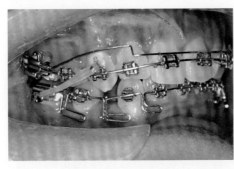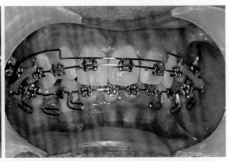

图15-16
多曲方丝弓矫正技术（MEAW）

第 16 章

头影测量分析

"透过现象看本质",这里引用马克思主义哲学里的一句话,感觉应用在这章甚是有道理。经常有医生拿着患者模型过来找我出矫治方案,一问头侧片子呢,回答没有,很是无语。正畸和别的口腔科目最大的区别是:我们看的不仅是牙,我们关注的是患者面下 1/3 的三维形态。面下 1/3 的三维空间结构从外到内包括:软组织、骨骼、牙齿。软组织是我们在临床检查中能直观检查出来的,牙齿临床冠的位置、形态我们也可以通过口腔检查有所了解。但这就够了吗?远远不够,你没有看到事物的本质。很多医生从事正畸很多年,却长进得很慢,碰到患者还是不知道应该从何处入手,只是凭感觉。其实问题在于你没有透过芸芸众生、纷繁纠结却又息息相关的表面现象,拨云见日,看到事物的本质。而这个本质在于患者的骨骼形态、结构,牙齿与骨骼的位置关系,牙根的位置。为什么这么说?

(1)正畸治疗之伊始,你需要明白患者的主要问题在哪里。是骨骼的问题,还是牙齿的问题?各占多大比例?这样你才可以有的放矢,在接下来的治疗中做到进退有度,游刃有余。

(2)你需要明白什么是你通过正畸治疗可以改变的,什么是你不能改变的。基

骨的问题很难通过单纯正畸治疗得到改变。牙齿是通过正畸治疗可以移动的,但也有限度,不是无限制移动的,那么界限在哪里?

(3)谈到牙根,这里要引用 Alexander 的一句话,牙根的位置及牙胚发育的位置,是牙齿的起源,牙齿最初的位置就在那里,什么样的正畸治疗结果最稳定?答曰:保持牙齿最初的位置不变。举个例子:临床上有时会看见牙齿错位的情况,比如第一前磨牙与尖牙位置调换了,这时你要去观察他们牙齿根尖的位置是否也是调换的,如果是,你应该保持他们现有的位置不变。再比如临床多见尖牙埋伏阻生,这时你也应该去观察尖牙根尖的位置在哪儿,是否在正确的方位上,以判断能不能将尖牙牵引到位。

而要判断上面列举的种种,得到答案,我们一定要去看头侧和曲断片子。

1934 年德国的 Hofrath 和美国的 Broadbent 提出 X 线头影测量,作为研究错殆畸形及潜在的骨骼发育不调的科学研究及临床诊断工具。任何一个错殆畸形都是上下颌骨位置和牙齿位置相互作用、影响的结果。口腔检查牙齿错殆表现相同的患者可能存在不同的骨骼不调表型。图 16-1 中 X 线头影测量分析的目的是要评价以下

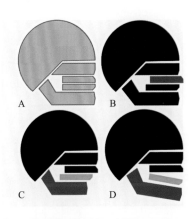

图16-1

不同的骨骼不调表型

A. 骨性 I 类，牙性 I 类；B. 骨性 I 类，牙性 II 类，上前牙突；C. 骨性 II 类，牙性 II 类，下颌后缩，下前牙代偿性唇倾；D. 下颌顺时针旋转，面下 1/3 垂直距离增大

几部分在三维向上的关系：颅骨和颅底、上颌骨、下颌骨、上颌牙列和牙槽突、下颌牙列和牙槽突。图 16-2 通过临床检查可以窥探到事情的端倪，结合 X 线头影测量去分析，问题答案便昭然若揭了。

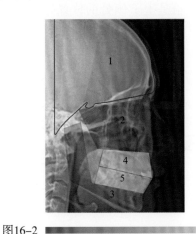

图16-2

颅面部几部分在三维向上的关系

1. 颅骨和颅底；2. 上颌骨；3. 下颌骨；4. 上颌牙列和牙槽突；5. 下颌牙列和牙槽突

说了这么多 X 线片的重要性，那么真正拿到患者的头侧片子我们应该标记哪些点，测量哪些角度呢？世界范围内，X 线头影测量分析的方法有 200 多种，关注角度的 Steiner 分析法，关注线距的 Harvold 和 Wits 分析法，利用每个年龄段的模板进行比较测量分析的 Broadbent。那我们应该怎么做呢？

基准平面

首先我们要先确定一个基准平面，把片子摆正（有些头侧片子是歪的，因为患者低头或是仰头了）。这个平面就是眶耳平面，即 Frankfort 平面（简称 FH 平面）。这个名字其实是德国的一个地名，法兰克福。1882 年时在德国法兰克福举办了一个解剖和人类测量学的国际会议，在大会上大家决定将眶耳平面定义为基准平面，并以法兰克福的地名命名。（图 16-3）

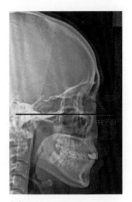

图16-3

FH 平面

定点

定点参见图 16-4。

蝶鞍点（S）：蝶鞍影像的中心。

鼻根点（N）：鼻额缝的最前点。

耳点（P）：髁突顶点后上 1mm 处。

眶点（Or）：眶下缘的最低点。

前鼻嵴（ANS）：前鼻嵴之尖。硬腭的最前点，骨性 II 类要将点标在向前多 0.5mm 处。

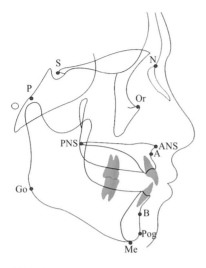

图16-4
定点

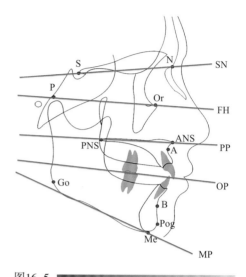

图16-5
5个测量平面

后鼻嵴（PNS）：硬腭后部骨嵴之尖点。

上齿槽座点（A）：前鼻嵴与上齿槽缘点间骨部最凹点。

下齿槽座点（B）：下牙槽突缘点与颏前点间骨部最凹点。

颏前点（Pog）：颏部之最前点。

颏下点（Me）：颏部之最下点。

下颌角点（Go）：下颌角的后下点。

标记5个测量平面

标记5个测量平面见图16-5。

前颅底平面（SN）：由蝶鞍点与鼻根点的连线组成，在颅部的矢状平面上，代表前颅底的前后范围。

眶耳平面（FH）：由眶点与耳点连线组成。

腭平面（PP）：前鼻棘与后鼻棘连线。

𬌗平面（OP）：第一恒磨牙咬𬌗中点与上下中切牙间的中点（覆𬌗或开𬌗的1/2）的连线。

下颌平面（MP）：颏下点与下颌角下缘相切的线。

一般情况下，这五条线向远中延伸汇

聚到一点（就像手电筒发射出来的光源一样），如果这些线不按规矩走，上扬或下翘，就提示了颌骨位置的异常。最常见的就是PP平面前段上扬，MP平面前端下翘，表现为PP与MP平面在远中提前汇聚到一点，临床表现这个患者会有前牙的开𬌗，而这个开𬌗是上下颌骨的位置异常，骨性因素造成的（图16-6）。

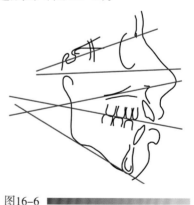

图16-6
骨性开𬌗

上、下颌骨形态及位置关系判断

1. 垂直向

下颌平面角（FMA）：FH与MP平面所成的角度（图16-7）。

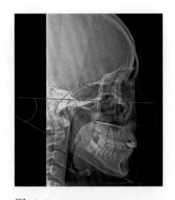

图16-7
FMA 角

FMA 22°～32°：均角。

FMA＞32°：高角。

FMA＜22°：低角。

下颌平面角代表着下颌体的陡度、下颌角的大小。这个角的大小与矫治难度的判断息息相关，无论是骨性 II 类还是骨性 III 类，这个角越大矫治难度越大。因为正畸最大的敌人是生长，正常的生长方向是向前向下的，FMA 角度越大，表示下颌骨的发育方向是向下的，下颌骨整体顺时针旋转趋势，这样的患者面型一定是不好看的。

2. 矢状方向（前后向）

（1）ANB 角：上齿槽座点，下齿槽座点和鼻根点三点所成的角度（图 16-8）。

ANB 0～5°：提示骨性 I 类。

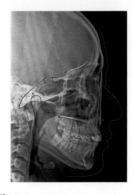

图16-8
ANB 角

ANB＜0°：提示骨性 III 类。

ANB＞5°：提示骨性 II 类。

（2）Mcnamara 线（图 16-9）。

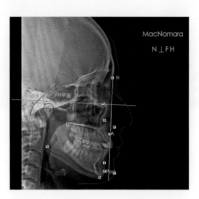

图16-9
Mcnamara 线
成人　A：1mm　Pog：－2～－4mm
儿童　A：0mm　Pog：－6～－8mm

过 N 点向 FH 平面作垂线，测量 A 点和 Pog 点到垂线的垂直距离。

成人：A 点在垂线前 1mm，Pog 在垂线后 2～4mm。

儿童：A 点在垂线上，Pog 在垂线后 6～8mm。

通过这个标准值可以去衡量到底问题出在上颌骨还是下颌骨。是哪部分前突还是后缩了。

牙齿位置判断

牙齿不能孤立存在，其位于颌骨上，其位置或多或少体现了牙齿和骨骼的关系，牙齿为骨骼错𬌗畸形所做的代偿。

1. 四边形法则　2000 年 6 月，Fastlight 报道了面部四边形，其是由腭平面、𬌗平面、下颌平面、上下切牙长轴组成的四边形，OP𬌗平面将该四边形一分为二，变成两个三角形（图 16-10）。

上部三角形为：腭平面 – 𬌗平面角，上切牙 – 腭平面角，上切牙 – 𬌗平面角。

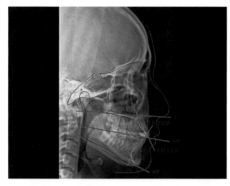

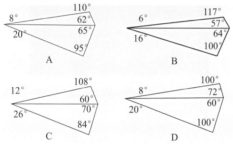

图16-10

四边形法则

A. 骨性Ⅰ类均角；B. 骨性Ⅰ类低角；C. 骨性Ⅰ类高角；D. 骨性Ⅱ类

下部三角形为：下颌平面－𬌗平面角，下切牙－𬌗平面角，下切牙－下颌平面角。

细细分析这些数据你会发现：骨性Ⅰ类低角相对均角，上下前牙较为唇倾，高角则较为直立。骨性Ⅱ类上切牙直立，下前牙唇倾，通过切牙的转矩控制，补偿较差的面型，避免手术治疗。这些都是牙齿为适应骨骼不调所做出的代偿。

UI-PP角：上切牙长轴与腭平面所成角度，标准值为108°。有助于了解上中切牙相对于上颌骨的倾斜度。此角过大表示上中切牙相对于上颌骨唇倾，反之表示上切牙舌倾。

UI-LI角：上下中切牙长轴夹角，标准值为125°。该角反映上下切牙间相互位置关系及唇倾度。该角大，表示上下切牙直立或内倾，反之则表示上下切牙唇倾。

2. Tweed三角　Tweed认为，正畸的目标应包括4个方面：颜面均衡和协调、

牙弓稳定、口腔组织健康及有效的咀嚼功能，而下中切牙的正常倾斜度对颜面美学有十分重要的意义。由此他设计了通过下中切牙长轴的延长线、眶耳平面（FH）及下颌平面（MP）相交的三角形，即著名的Tweed三角，其三个角的变化反映下面部形态结构及下切牙的变化。

眼耳平面－下颌平面角（FMA）：眼耳平面和下颌平面所成的角度。该角反映下颌骨的生长方向。值越大，提示下颌骨呈垂直向生长；值越小，提示下颌骨呈水平向生长。

下中切牙－下颌平面角（IMPA）：下中切牙长轴与下颌平面的交角。该角反映下中切牙相对于下颌骨的唇倾度。角度大，提示下中切牙唇倾；角度小，提示下中切牙舌倾。

下中切牙－眶耳平面角（FMIA）：下中切牙长轴与眶耳平面交角（图16-11）。

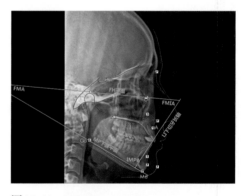

图16-11

Tweed三角

该分析法着眼于下颌的测量分析。在这三项测量项目中，Tweed认为FMIA达到65°是建立良好面型的重要条件。FMA角度的改变主要取决于生长发育，正畸治疗对该角的影响有限。要获得理想的FMIA角度，主要通过改变下中切牙的位置和倾斜度来完成。由于种族差异，Tweed提出的矫治目标是不适合于中国人的。北京地

区中国人正常𬌗 Tweed 分析法之测量结果
见表 16-1。

| 表 16-1 | 北京地区中国人正常𬌗 Tweed 分析法的测量结果 |
测　量　项　目	均值 ± 标准差（°）
下颌平面角（FMA）	31.3±5.0
下中切牙 – 下颌平面角（IMPA）	93.9±6.2
下中切牙 – 眶耳平面角（FMIA）	54.9±6.1

3. OP-SN 所成角度　OP 平面与 SN 平面所成角度，其表现了骨性错𬌗畸形的𬌗平面代偿。

骨性Ⅱ类患者，这个角大于 16°，越大表示牙齿已有代偿，正畸矫治将越难做。

骨性Ⅲ类患者，这个角小于 16°，越小表示牙齿已有代偿，正畸矫治将越难做。（图 16-12）

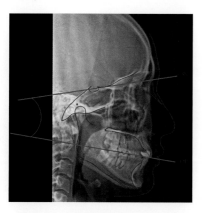

图16-12
OP-SN 角

4. Wits 值　A、B 点向 OP 平面作垂线，在垂线上投影的距离。A 点投影在 B 点投影前，此值为正；相反，A 点投影在 B 点投影后，此值为负。Wits 值表现了骨性错𬌗畸形的牙性代偿状态。（图 16-13）

软组织测量

1. E-line　鼻尖点与软组织颏前点连

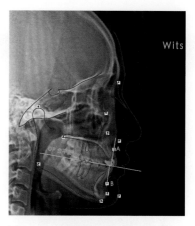

图16-13
Wits 值
骨性Ⅰ类 Ao-Bo：1～2mm
骨性Ⅱ类 Ao-Bo：>2mm
骨性Ⅲ类 Ao-Bo：<2mm

线与上下唇最突点的位置关系。

正常下唇正好接触到这条线，上唇突点位于这条线后 0.5～1mm（图 16-14）。

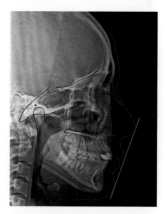

图16-14
E-line

2. 鼻唇角（NLA）　鼻下点与鼻小柱点连线和鼻下点与上唇凸点连线的前交角。这个角正常值是 98°。如果鼻子没有上翘（俗语中鼻孔朝天的状态）的话，这个值越小提示嘴唇突，牙齿突，越应该考虑拔牙。这个角越大，提示这个患者嘴已经有些凹陷，不要轻易拔牙内收前牙了（图 16-15）。

3. Z 角　软组织颏前点至上唇或下唇

突点连线与眼耳平面交角。正常值为75°。
这个角提示了下颌在矢状方向上的位置，突

缩程度。Z角过小，表示有Ⅱ类面型的趋势，
反之则表示有Ⅲ类面型的趋势。（图16-16）

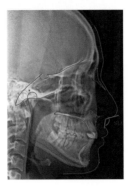

图16-15
鼻唇角

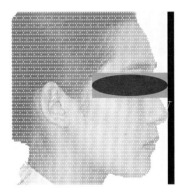

图16-16
Z角

第 17 章

理想弓形的确定

提到不拔牙，大家就会想到扩弓，牙弓宽度是可以无限扩大的吗？答案当然是否定的。牙弓形态对于正畸诊断和方案设计十分重要，其治疗后的稳定是正畸医师追求的目标。目前普遍认为，牙弓形态与骨弓形态密切相关。1925 年，Lundstrom 提出根尖基骨（apical base）理论，指出遗传是基骨形态的主要决定因素，因此牙弓形态的改变是有限度的，过量扩弓不仅不利于治疗的稳定，且会导致骨开裂等不良后果。2000 年，基于遗传主导的理论基础，Andrews 提出了 wala 嵴，即附着龈与牙槽黏膜交界软组织带上最凸点，和牙旋转中心处于同一平面，并以此为参考标志对牙弓和基骨宽度之间的相关性作了定量分析，结论适用于 90% 的患者。Andrews 测量了大量正常𬌗的石膏模型，发现 wala 嵴与下颌前后牙齿的临床冠中心点（FA 点）位置有着高度的相关性。其水平向上的距离从后向前有着固定的数值。由于人种差异，我们发现这套数据在亚洲人牙弓并不适用。与白种人相比，中国人上切牙和上、下尖牙转矩角较大，上、下切牙和上、下尖牙轴倾角较小，上中、侧切牙间冠凸距相差较小，上、下尖牙及上、下第一磨牙与其近中邻牙之间的冠凸距相差较大，下第一磨牙补偿角为负值。我们通过测量中国人正常𬌗的石膏模型，得到以下数据（表 17-1）。

表 17-1　下颌牙齿 FA 点距 wala 嵴水平距离

牙齿	中切牙	侧切牙	尖牙	第一前磨牙	第二前磨牙	第一磨牙	第二磨牙
FA 点距 wala 嵴水平距离	0mm	0mm	0.5mm	1mm	1mm	2mm	2mm

相比上颌骨，下颌骨是管状骨，没有骨缝，骨改建的范围没有上颌大，所以先定义理想下牙弓形态，再确定理想上牙弓形态。

确定理想下牙弓弓形

1. 在石膏模型上标记出 wala 嵴（图 17-1，图 17-2）。
2. 用水磨石磨除黑线以下部分（图 17-3）。
3. 将这条 wala 嵴的黑线标记在纸上（图 17-4）。用分界线区分牙位（图 17-5）得到下面弧线（图 17-6）。
4. 标记中线（绿线），按照上表中数据标记出相对于 wala 嵴，下颌牙齿 FA 点位置，将其连续成线（蓝线）（图 17-7）。
5. 根据绿色中线，对称画出另一侧牙弓线（图 17-8）。
6. 这样就得到了下颌牙列的理想弓形（图 17-9）。

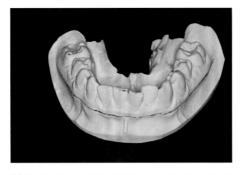

图17-1
在石膏模型上标记出 wala 嵴（1）

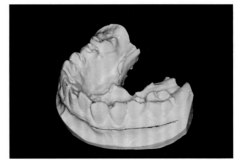

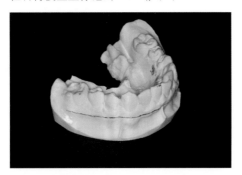

图17-2
在石膏模型上标记出 wala 嵴（2）

图17-3
用水磨石磨除黑线以下部分

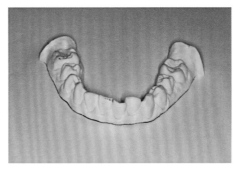

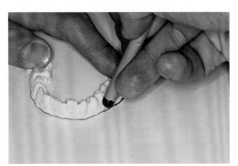

图17-4
将这条 wala 嵴的黑线标记在纸上

图17-5
用分界线区分牙位

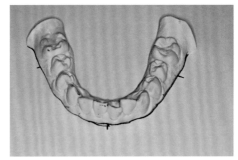

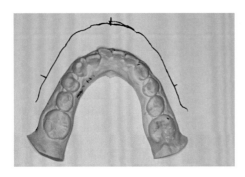

图17-6
画出弧线

图17-7
单侧理想牙弓线

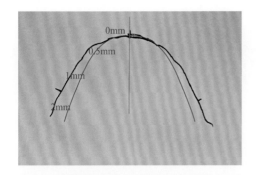

图17-8
标记对侧弓形

确定理想上牙弓弓形

理想下牙弓弓形向外均匀扩展 2mm，即得到理想上牙弓弓形（图 17-10）。

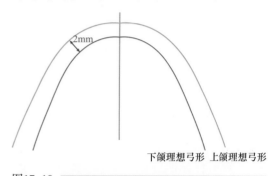

下颌理想弓形　上颌理想弓形

图17-10
上颌牙弓理想弓形

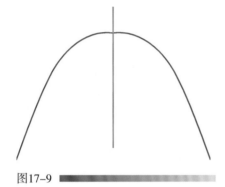

图17-9
下颌牙弓的理想弓形

第18章

正畸诊断思路与矫治机制

诊断思路要与矫治机制一起谈，这样才能看得见摸得着，要不然就成算命的数字游戏了。

正畸是科学和艺术的统一，科学是能说得清楚的东西，艺术是说不清楚的东西。原来正畸是说得清楚和说不清楚的东西的统称。正畸的魅力就是说不清楚，却总引诱你努力向前，想看清楚。我们只能尽量接近理想目标却永远无法到达。

如果你想要看清楚它是什么，你会很痛苦。如果你觉得这个逐渐接近清晰却永远无法清晰的过程是个精进的过程，并且喜欢这个过程，恭喜你，你找到了正畸的快乐。可以享受和她在一起的快乐了。

为什么说不清楚呢？

有很多原因导致说不清楚：

（1）颅颌面，尤其下颌生长的多样性和不可预测性。

（2）肌肉软组织对牙齿影响的不确定性。

（3）骨组织密度对牙齿移动的影响。

（4）髁状突在关节窝中理想位置的不确定性。

（5）患者的依从性决定着矫治效果。

（6）患者的主诉、主观感觉如何转变为客观标准，这需要医生具有很深刻的社会经验和知识储备。

就是因为这些问题，医学最终不是能够测量和预测的科学，而是掺杂有主观感觉的各种不确定性。能称之为艺术吗？我不知道，但我认为，彼此没有先后主次之分。

回顾我们走过的路，诊断和矫治方案往往不是能预先精准设计的，即便设计得够精准，在矫治过程中也有可能要随时改变。这就好像开车一样，虽然有全球定位系统（global position system，GPS）在导航，但是有些新路的变迁，GPS可能没有及时更新，有些路线的拥堵可能随时引导我们改变新的路线。

总之正畸的诊断设计，在初期是科学，可以学习。但是在实践中慢慢会发现有些误差需要在失败中感悟体会，而且这种感悟是只可意会不可言传的。每一次对错误的感悟却是一种发自内心的愉悦。所谓的经验，主要集中在对那些模糊不清，不确定事物的准确理解和把握。这需要学习、实践、失败、再学习、再实践、再失败的螺旋式进程中慢慢地积累。不管什么样高深的诊断方法，最终的目标就是明确矫治后的上下前牙最终位置。

MBT理论首先确定上前牙PIP位置，按照上前牙的位置确定下前牙的位置，但是下颌前牙骨壁比较薄，下前牙只能做倾斜移动。因此即便上前牙PIP位置设定出来了，下前牙也会因为被自身下颌骨位置的限制而无法与之匹配。很多病例会由此转向正颌外科。

　　Tweed 的诊断思路是从下前牙开始，首先确定下前牙的理想位置，那就是 Tweed 三角中的 FMIA，65°。根据下前牙位置设定上前牙位置，上颌骨相对宽一些，上前牙的移动范围多一些。很多骨性病例因此可以代偿完成。很多病例由此会转向正畸治疗。

第一种情况：Ⅰ类骨骼

　　下前牙理想位置：首先找到下前牙根尖区，在其附近寻找到下颌骨正中联合的中心点。从这一点开始做 FH 平面的相交线，相交角度为 65°。这个设定的 65°相交线就是理想下前牙的长轴。理想的下前牙切端位置距离 APo 线的位置为 0 或 1mm（图 18-1）。

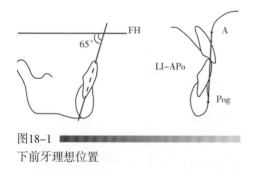

图18-1
下前牙理想位置

　　上前牙理想位置：上前牙切端的垂直角度应该位于上唇下缘 3～4mm，前后向上，切端位于 APo 线前 6mm，长轴与上颌 PP 平面成 108°（图 18-2）。

　　上下前牙之间的关系，覆𬌗 2mm，覆盖 3mm，上下前牙长轴之间角度为 125°。根据此关系调整上下前牙角度（图 18-3）。

　　低角，有人说是国字脸，也有人自诩为招财猫脸。从外观看，上下前牙可以比正常略唇倾一些。UI–PP 可能会大于 115°，下前牙 IMPA 可能会大于 100°。

　　高角，从外观看，上下前牙应该比正常再直立内收些。UI–PP 要小于 108°，

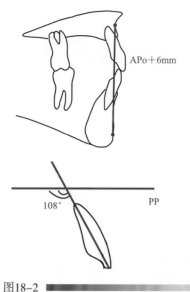

图18-2
上前牙理想位置

IMPA 小于 95°。

　　总之，低角，尽量不拔牙，高角倾向于拔牙。

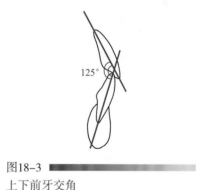

图18-3
上下前牙交角

第二种情况：Ⅱ类骨骼

　　Ⅱ类骨骼：上颌前突，或者下颌后缩。

　　矫治结束后，上前牙要轻度内收，或者下前牙唇倾；这就是前牙对Ⅱ类骨骼的代偿。UI–PP 角度会小于 108°。

　　按照Ⅰ类的标准设定上下前牙理想位置后，根据上下前牙之间的咬𬌗关系和患者主诉要求重新调整上下前牙位置。IMPA 的角度有可能达到 100°，LI–APo 线距可能

是＋2mm。Alaxander 警告说下前牙近远中向位置的改变不要超过 2mm。这是原则，并不是不能逾越的底线，有些时候下前牙可能唇倾得更多，但是我们要警惕复发，越唇倾越容易复发。从改善Ⅱ类面型的角度来说，保持下前牙直立是最佳选择，但这要求上前牙要充分内收，后牙通常都是强支抗设计（图 18-4）。

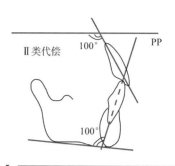

图18-5

上、下前牙对Ⅱ类的代偿

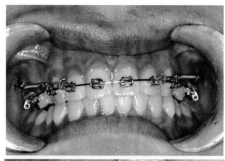

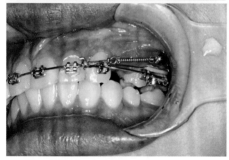

图18-4

后牙区种植支抗

　　轻度的Ⅱ类骨骼，通过调整上下前牙的转矩角度，可以实现上下前牙正常的咬𬌗关系，同时也能满足患者的主诉要求。但是下颌骨的狭窄空间是限制牙齿代偿的主要障碍，过于迁就上前牙的咬𬌗可能会使下前牙脱离下颌基骨。如果出现这种情况，这就是需要手术的病例。但是这个前提是下颌骨没有生长空间了（图 18-5）。

　　下面三种情况能够近中移动下前牙。

　　1. 下前牙在基骨内唇倾，这是有局限的，而且是少量的，最好不要超过 2mm。唇倾下前牙的方法：镍钛丝排齐，在不拔牙时，下前牙通常都是唇倾的。如果镍钛丝排齐效果不好，下颌可以使用 0.018″ 不锈钢丝开大曲唇倾下前牙。Ⅱ类牵引也可以唇倾下前牙（图 18-6）。

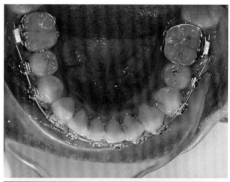

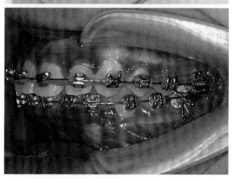

图18-6

不锈钢丝开大曲唇倾下前牙

　　2. 下颌骨生长，带动牙齿近中移动。功能矫正器到底能不能引导下颌生长呢？目前还没有定论，我认为功能矫正器只能促进那些能够被促进的生长。通常，均角或者低角者，下颌生长会比较好，高角者下颌生长效果不好。

　　临床上我比较喜欢使用斜导或者Ⅱ类牵引引导下颌向前（图 18-7）。

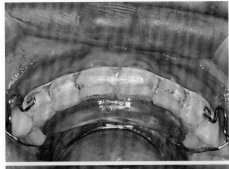

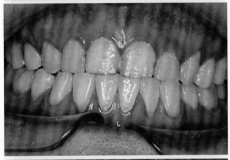

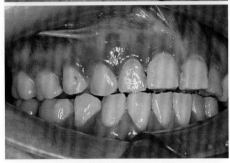

图18-7
斜导

待上颌牙列排齐，上前牙内收达到正常覆盖之后再看下颌位置的变化，重新决定下颌是否需要拔牙。太多的经验表明，很多拔牙失误都发生在下颌。下颌拔牙要慎重，切记（图18-8）。

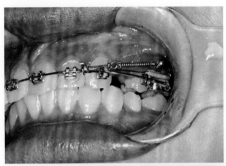

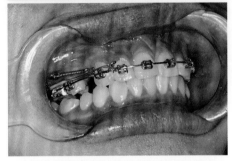

图18-8
上颌拔牙，下颌先不拔牙

3. 下颌髁状突在关节窝内位置的改变，下颌近中移动。研究表明93%的人群正中关系位与正中牙合位不一致。也就是说头侧中所展示的下颌骨的位置不一定是正确的。正中关系位并不是一个点，而是一个范围，髁状突在关节窝内的位置，前后可以在5mm范围内。这些位置都可以使患者获得舒适的感觉。有一些Ⅱ类深覆牙合或者上颌牙列不齐可能会造成下颌被迫处于后退位置，在矫正过程中随着上前牙排齐，咬牙合打开，下颌就被释放出来，下前牙随之前移。这种情况在生长发育期之后依然存在。所以对于一些Ⅱ类，如果覆盖大于6mm，我们通常选择拔上4，下颌暂时不拔牙，等

第三种情况：Ⅲ类反牙合

下颌生长的阴影一直笼罩着Ⅲ类反牙合矫治。生长会使Ⅲ类反牙合加重，而且不可控制。生长发育期之前的Ⅲ类反牙合矫治详见早期阻断性矫治。这里只讨论那些生长发育结束之后的Ⅲ类反牙合矫治。

Ⅲ类反牙合的代偿性矫治，上前牙唇倾，UI-PP角度可能会大于117°，下前牙舌倾，IMPA角度可能会小于95°。所有的上下前牙代偿要受到下颌骨的限制，下前牙应该直立于基骨，或者稍微舌倾。上前牙唇倾也是有限度的，很多反牙合的患者在反牙合解除后通常还会抱怨继发的问题：就是上前牙过于唇倾（图18-9）。

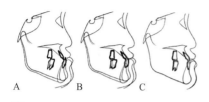

图18-9
Ⅲ类反𬌗的代偿性矫治

1. 下颌可以后退到前牙对刃。

如果下前牙直立或者舌倾，此时下颌不能拔牙，下颌使用种植支抗整体内收下颌牙列，或者上颌种植支抗，在种植支抗上做Ⅲ类反𬌗牵引整体内收下前牙。所有的矫治施力体系都要防止上前牙唇倾。反𬌗的患者在反𬌗解除后最在意上前牙唇倾的问题（图18-10，图18-11）。

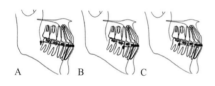

图18-10
下颌使用种植支抗整体内收下颌牙列

2. 有些下前牙唇倾的病例，我们要计算下前牙唇倾比下前牙直立于基骨的差值，比如是相对于直立状态，下前牙唇倾了A°，A/2.5就是下前牙能够内收的量（mm）。所以，如果下前牙唇倾，即使不能后退到前牙对刃，如果前牙反覆盖小于A/2.5，这种反𬌗都可以矫治。

如果下前牙比直立状态唇倾7°以上，考虑拔上5下4，如果下前牙比直立状态唇倾7°以下，考虑拔上5下5。

3. 如果上前牙唇倾斜UI-PP超过117°，下前牙舌倾斜IMPA小于85°，下颌不能后退到对刃，这种就是手术的病例。

如何鉴别下前牙是否直立于基骨？Tweed的IMPA还是LI-APo线距？还有一些其他的方法，我认为直接用眼睛看就行。从头侧片子上我们能看出来下前牙是否直

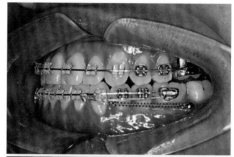

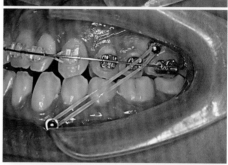

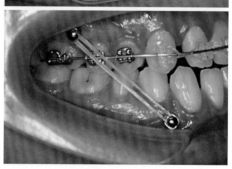

图18-11
种植支抗配合Ⅲ类反𬌗牵引

立于基骨。这有点类似郑人买履。

我在学习间隙分析的时候，用铜丝来做测量。觉得这方法太粗糙而且误差大。现在我们使用𬌗面图又称纸上排牙试验。

（1）首先打磨石膏模型的基底使之与𬌗平面平行。

（2）放到复印机上复印咬𬌗面。

（3）在𬌗面复印图上描记每个牙齿的邻接点。

（4）把每个牙齿邻接点连线，按照标准牙弓形态和对称的原则重新修改邻接点连线。

（5）根据每个牙齿邻接点与每个牙齿的颊侧最突点之间的距离，确定理想状态的整

个上颌牙列或下颌牙列唇面最突点连线。

（6）全牙列理想状态唇面最突点连线形成了理想牙弓形态，作为临床矫治个性化弓形。

（7）确定理想弓形的中点后，描记每个牙齿形态，指导原则是每个牙齿的颊舌向𬌗面长轴与理想弓形垂直。如此按照每个牙齿的𬌗面颊舌向长轴，逐个旋转理想弓形描记每个牙齿的形态。

（8）在理想牙弓形上标记出初始 6 的近中面。测量初始 6 的近中和理想排牙 6 的近中面之间的差距就是牙弓内间隙需要量。（图 18-12，图 18-13）

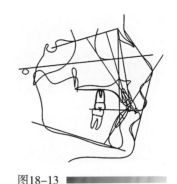

图18-13

测量计算间隙（2）

间隙需要量在 5～8mm，介于拔牙和不拔牙之间。这需要具体问题具体分析。可能更多的患者会要求不拔牙，可以考虑使用片切、种植支抗、四眼簧扩弓、推磨牙向后等方法。

但是上述这些都是我们医生自己的决定，最后还要结合患者的主诉。我们是为患者服务的，不是为评论我们的行业老师们服务的。在非常多的病例中，即便我们考虑了矫治效果的美观、矫治效果的稳定性、牙周健康等诸多专业问题，但是最终的决定权还是在患者手里。有时候，在科学的基础上，还要针对患者的意愿做一些调整。很多病例，我们看着应该拔牙，但是跟患者谈过之后又转向了不拔牙。一些拔牙不拔牙的临界病例，我们在不拔牙排齐之后，可能会转向拔牙。

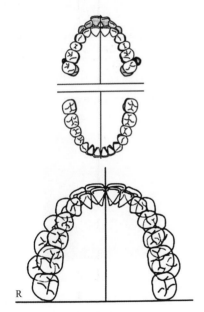

图18-12

测量计算间隙（1）

需要考虑理想前牙与初始前牙位置改变需要的间隙量（头影测量分析），也需要考虑牙列排齐需要的间隙量（𬌗面图分析）。两者相加就是间隙分析的总量，可以以此来确定是否需要拔牙矫治。

间隙需要量在 5mm 以下，可以不拔牙。

间隙需要量在 8mm 以上，考虑拔牙。

总之，拔牙的决定需要慎重，尤其在下颌拔牙更不能草率决定。因为下颌的生长不确定，髁状突在关节窝内的位置不确定。太多的经验告诉我们，当我们面对诸多困惑不知所措的时候，仔细倾听患者的想法，都能从中找到正确答案。很多时候我会对我的患者感慨：最了解患者的就是他 / 她们自己。因为他 / 她们经常拿着镜子在观察自己的牙齿。所以，智慧来自民间。

第19章

VTO——可视化正畸治疗目标

正畸的初学者通常有着同样的困惑：

（1）面对情况各种各样的患者无从下手。

（2）理论知识学得很扎实，各项检查指标背得滚瓜烂熟，可是一碰到具体的患者就会不解地发现很多指标提示的治疗方案之间有时是互相矛盾的，在纷繁且对立的检查指标中，究竟该如何取舍？

（3）如何庖丁解牛，如何洞悉到问题的实质？

（4）如何制定合理的诊疗方案？

（5）如何直截了当地给患者讲明白问题？

可视化治疗目标（visual treat-ment objective，VTO）由 Holdaway 于1971年提出，目前在国外已应用了数十年，被认为是诊断设计中最为有效的辅助手段，为正畸治疗提供了非常优秀的临床指导。VTO 临床应用简单方便，并且高效，是 X 线头影测量的一个重要补充部分。就临床而言，矫治目标的建立对于正畸治疗能否顺利完成至关重要。但是目前国内外 VTO 种类繁多，且存在着很多差异与分歧，我们分析了各种 VTO 方法，并结合自己的临床经验，制定出一套系统、全面的 VTO 矫治设定方法。

VTO 矫治设定方法的具体步骤

1. 理想切牙位置的确定

（1）头影测量，测量出 FMA、FMIA、IMPA、UI-LI 的角度，标记出 APo 线（上牙槽座点与颏前点连线）。（图 19-1）

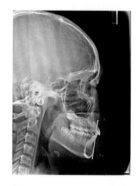

图19-1
APo 线

（2）适用于骨性 I 类和骨性 II 类患者，不适用于骨性 III 类患者。

（3）具体步骤

1）先根据 FMA、ANB 的角度判断患者的矢状向和垂直向错𬌗分类，从四边形法则中选择适合的目标。（图 19-2）

2）先确定下前牙位置。Tweed 提出"一切诊断都应以下前牙位置为基础"，所以先确定下前牙位置，再确定上前牙位置。

① 保证牙根尖位于基骨中央。

根尖过于偏向唇侧或舌侧都会导致根

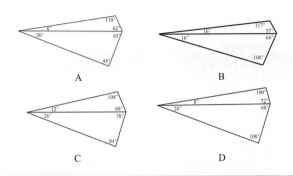

图19-2

四边形法则（quadrangle law）

A. 骨性Ⅰ类均角；B. 骨性Ⅰ类低角；C. 骨性Ⅰ类高角；D. 骨性Ⅱ类

尖表面骨皮质过薄，增加牙龈退缩、骨开裂与骨开窗的风险。

②FMIA 接近 65°（图 19-3）。

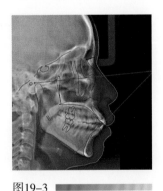

图19-3

FMIA

Tweed 认为 FMIA 为 65°时，面型最漂亮。骨性Ⅰ类患者可接近这个值，骨性Ⅱ类患者很难达到这个值，因为下颌骨相对上颌骨位置偏后，下前牙不能完全直立，需要一定程度唇倾。总结一句话：骨性Ⅰ类患者：FMIA 接近 65°。骨性Ⅱ类患者：追求上前牙最大回收量。

③牙尖矢状方向上位于 APo 线（上齿槽坐点与颏前点连线）前后 1mm 处。垂直方向上，下切牙切缘位于 殆平面上方 1mm。

④对应四边形法则中 IMPA 的角度。

我们在实际操作中会发现，4 个参数有时会互相矛盾，这就需要我们根据每个患者颌骨的实际情况，判断主次，有时 4 个标准不可能完全达到。画每个患者的理想切牙位置，首先要达到①③标准，其次考虑②，最后是④（图 19-4）。

3）再确定上前牙位置（图 19-5）

①切端位置确定：根据正常的覆盖（0.5~1.5mm），确定上切牙切端矢状向位置，根据下切牙切端咬在上切牙冠方 1/3 之内，定义上切牙切端垂直向位置。

②根尖位置确定：UI-LI 接近 125°，确

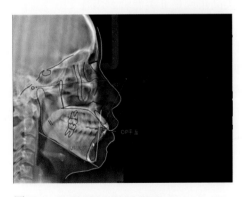

图19-4

确定理想下颌切牙位置的步骤

确定理想下颌切牙位置：

①使根尖点位于基骨中央。

②矢状方向上，下前牙端位于 APo 线前 1mm 处。垂直方向上，下前牙端位于 殆平面上方 1mm。

③考虑 FMIA60°，与初始 40°有很大改善。

④对照四边形法则中的数值，达到了骨性Ⅰ类高角，IMPA 为 84°的标准。

分析思路：首先要达到①③标准，其次考虑②，最后是④。

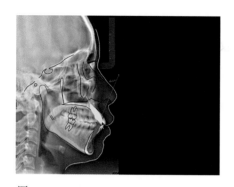

图19-5

确定理想上切牙位置的步骤

确定理想上切牙位置：

① 根据正常的覆盖（0.5～1.5mm），确定上切牙切缘矢状方向位置，根据下前牙切端咬在上前牙冠方 1/3 之内，定义上前牙切端垂直向位置。

② UI-LI 接近 125°，确定上切牙牙根位置，且保证上切牙长轴的延长线位于眶下点的后部。

③ 髁导与切导尽量平行。

定上切牙牙根位置，且保证上切牙长轴的延长线位于眶下点的后部。UI-LI 达到 125° 是理想，但受限于骨面型，下颌角度等因素的影响，UI-LI 值很少能达到 125° 的，尤其是Ⅰ类高角或是Ⅱ类患者，多在 130° 左右。

③ 髁导与切导尽量平行。为什么呢？因为人在咀嚼时，髁导与切导就像两个运动关节，两个轮轴，就像自行车的前轮和后轮，相协调，运动轨迹一致，自行车才能顺畅地向前行驶，人才能正常地咀嚼。如果髁导与切导不平行，运动不协调，在咀嚼时，这两个部位就容易打架，最终会出现两个结果：一是前牙唇倾，矫治复发；二是出现关节疼痛、弹响等颞下颌关节病。所以在正畸治疗时，内收上切牙也要掌握个度，不能收得太狠，导致前牙过度直立，切导过陡，与髁导不平行，容易出现以上两个问题。

④ 髁导确定方法

a. 画出 X 线头侧片上关节区内关节窝、关节结节（黄线）和髁突（蓝线）的形态（图 19-6）。

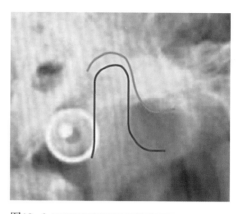

图19-6

勾画关节内部结构

b. 标记颞下颌关节窝最上点和关节结节最下点（红点），并连线（红线）（图 19-7）。

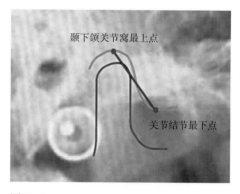

图19-7

颞下颌关节窝最上点和关节结节最下点连线

c. 画出红线的中垂线（绿线）（图 19-8）。

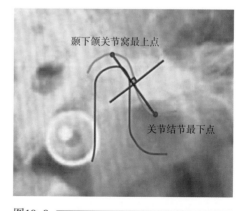

图19-8

红线的中垂线

d. 绿线与黄线的交点（黑点），与关节结节最下点的连线（黑线）即为髁导（图 19-9）。

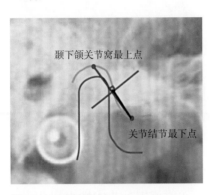

图19-9
髁导

切导确定方法：上切牙切端与舌侧窝最凹点的连线（图 19-10）。

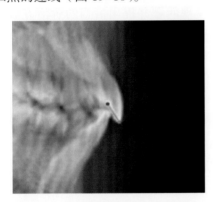

图19-10
切导

髁导与切导尽量平行（图 19-11）。

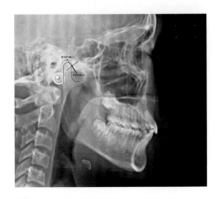

图19-11
髁导与切导尽量平行

4）计算上下切牙切端沿 OP 𬌗平面的回收量（图中绿线及绿色数值）（图 19-12）。

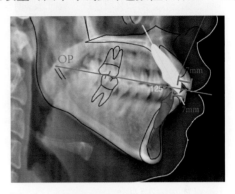

图19-12
计算上下切牙切端沿 OP 𬌗平面的回收量

2. 理想弓形的确定　参照第 17 章。

3. 𬌗面图绘制和间隙估算

（1）绘制𬌗面图：将模型𬌗面朝下放在扫描仪上，扫描得到牙弓𬌗面形态，标记每颗牙的𬌗面形态、点隙窝沟及中轴线（图 19-13）。

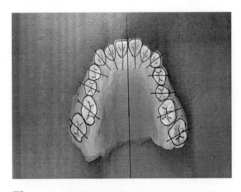

图19-13
𬌗面形态

旋转画有理想牙弓形态的硫酸纸，使理想弓形上对应牙位区的切线与各个牙齿长轴垂直，在理想牙弓的内侧逐次从前向后描画上各个牙齿的𬌗面像（图 19-14）。

（2）间隙估算：将上下前牙按照理想上下切牙回收量，沿中线向远中移动到位。标记𬌗面图第一磨牙的近中与原始𬌗面图第一磨牙的近中，其在矢状向上的距离则是需要通过拔牙或推磨牙向后等方法获得

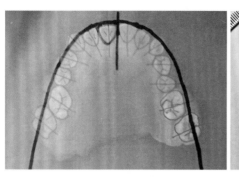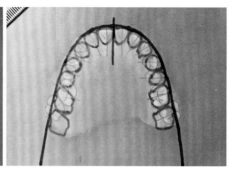

图19-14

在理想牙弓的内侧逐次从前向后描画上各个牙齿的𬌗面像

的间隙量（图中绿线距离，图 19-15）。

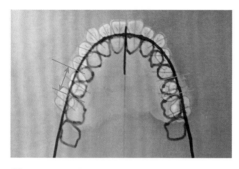

图19-15

间隙量

小结

正畸是科学与艺术的统一。科学性表现在对患者的片子、模型进行精确分析时，我们有众多参考的指标，每项指标都有相应的正常值范围。艺术性表现在当一些指标的分析结果之间出现矛盾时能洞悉问题的实质，提出最佳的矫治方案。多年资历的正畸医生甚至可以不测量片子、模型而迅速发现问题并提出恰当的矫治方法。对于刚跨入正畸门槛的初学者而言，一个系统、科学、精确的从问题分析到矫治方案设定的思路显得尤为重要。

在正畸治疗中，正畸医师不能单纯从专业角度去分析问题，错误地认为所有患者都应以同一个均值去进行治疗。通过建立这种形象化的预测图谱，该不该拔牙？应该拔哪颗牙？是否需要扩弓？支抗的需求是什么？患者的矫治方案一目了然。医患之间的沟通也变得更加直观、轻松与简便。

临床病例

患者，女，36 岁。主诉：上下前牙突。
（图 19-16）

1. 临床检查（图 19-17）

2. 理想切牙位置确定（19-18）

上下切牙沿殆平面回收量均是 7mm
（图 19-19）。

3. 理想弓形确定

（1）石膏模型（图 19-20）。

（2）理想上颌弓形（图 19-21）。

（3）理想下颌弓形（图 19-22）。

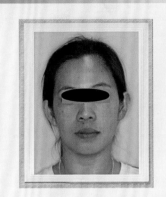

图 19-16　临床病例

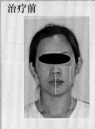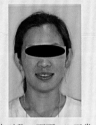

正面观：双侧颌面部基本对称，面下 1/3 正常，
唇部上下比例正常，嘴突，上下中线居中。

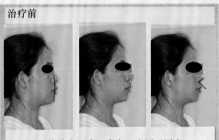

侧面观：偏貌突面容，高角，上唇下唇突，
上鼻唇角 70°。

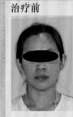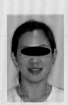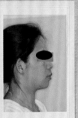

下颌运动：无异常
咀嚼肌：无压痛
关节：未触及弹响及杂音

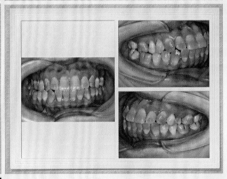

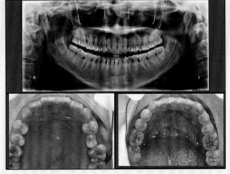

图 19-17　临床检查

临床病例 （续）

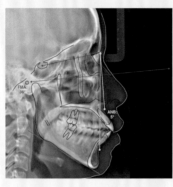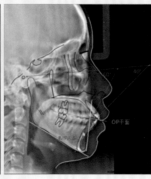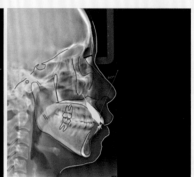

图 19-18 理想切牙位置确定

头侧描记：

测量出该患者 ANB：5°，FMA：36°。属于骨性 I 类高角。

确定理想的下颌切牙位置：

① 使根尖点位于基骨中央。

② 矢状方向上，下前牙切端位于 APo 线前 1mm 处。垂直方向上，下前牙切端位于𬌗平面上方 1mm。

③ 考虑 FMIA60°，与初始 40° 有很大改善。

④ 对照四边形法则中的数值，达到了骨性 I 类高角，IMPA 为 84° 的标准。

分析思路：首先要达到①③标准，其次考虑②，最后是④。

再确定理想上切牙位置：

① 根据正常的覆盖（0.5～1.5mm），确定上切牙切缘矢状方向位置，根据下前牙切端咬在上前牙冠方 1/3 内，定义上前牙切端垂直向位置。

② UI-LI 接近 125°，确定上切牙牙根位置，且保证上切牙长轴的延长线位于眶下点的后部。

③ 髁导与切导尽量平行。

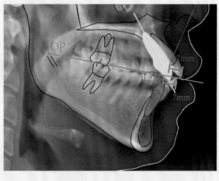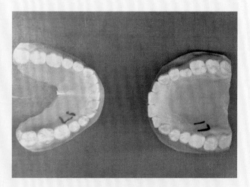

图 19-19 上下切牙沿𬌗平面回收量　　图 19-20 石膏模型

临床病例　　（续）

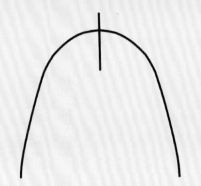

图 19-21　理想上颌弓形

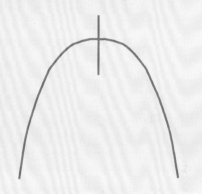

图 19-22　理想下颌弓形

4. 画𬌗面图及间隙分析

（1）扫描石膏，描记𬌗面窝沟点隙形态（图 19-23）。

（2）画中轴线（图 19-24）。

（3）将下颌理想弓形线画在硫酸纸上，根据牙齿长轴旋转硫酸纸，沿理想弓形画出每颗牙齿𬌗面形态（图 19-25）。

（4）𬌗面图前牙沿中轴线向远中移动 7mm（图 19-26）。

（5）计算所需间隙（图 19-27）。

（6）同下颌，画出上颌𬌗面图，上颌理想弓形沿长轴向远中移动 7mm，计算所需间隙（图 19-28）。

5. 治疗计划

（1）4 个第一前磨牙拔除；

（2）上下颌强支抗（上颌 5、6 间种植支抗）。

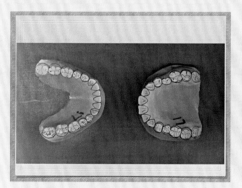

图 19-23　描记𬌗面窝沟点隙形态

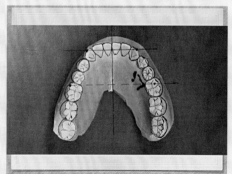

图 19-24　画中轴线

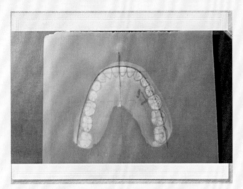

图 19-25 标画每颗牙齿殆面形态

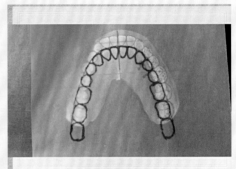

图 19-26 殆面图前牙沿中轴线向远中移动 7mm

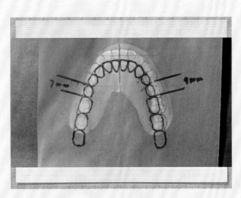

图 19-27 计算所需间隙

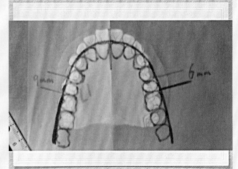

图 19-28 上颌理想弓形沿长轴向远中移动 7mm，计算所需间隙

第20章

舌侧矫治技术

第1节　舌侧不拔牙矫治技术

舌侧矫治技术与其说难，不如说比唇侧技术要辛苦。在我看来没有能力的高低，只有信心和吃苦耐劳精神的差别。

对于不拔牙病例，我们通常使用舌侧2D系统。

所谓的2D指的是对牙齿二维控制，唇舌向内收、外展（第一序列弯曲），垂直高度和倾斜（第二序列弯曲）。但是没有转矩的控制（第三序列弯曲）。既然舌侧2D没有

转矩的控制，托槽位置对牙齿转矩的影响几乎为零。因此舌侧2D适合于直接粘结。不需要技工室的排牙试验。舌侧托槽粘在牙齿舌侧，牙齿自身的厚度放大了舌侧托槽的控制力、敏感性。比如说：同样发生10°的变化，舌侧托槽对唇侧的影响更大些。因此舌侧托槽对粘结错误的容忍度更苛刻些。同样的错误在舌侧被表达得更明显。因此舌侧托槽的转矩是很锋利的双刃剑，尽量少用到为好。就连Takemoto都说舌侧尽量多用圆丝，以减少转矩误差的副作用（图20-1）。

舌侧2D托槽：自锁结构，圆管状。因

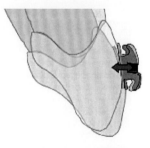

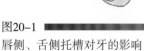

图20-1
唇侧、舌侧托槽对牙的影响

此没有转矩的控制，自然也没有转矩误差带来的烦恼（图20-2）。

舌侧2D临床上不需要做排牙试验，临床上可以直接粘结。这对于普天下懒人来说是好事。直接粘结的缺点是不能很精准。在口内直接弯丝，尤其在舌侧，那是极其

痛苦的事情。医生患者都很痛苦。幸好，韩国Kynug教授发明了一种很好玩的方法：硅橡胶印迹法，可以让医生在口外给患者精准地弯丝。然后再从容地放回口内。

Nola开口器是目前最好的舌侧开口器，能保证绝对的牙齿舌面隔湿（图20-3）。

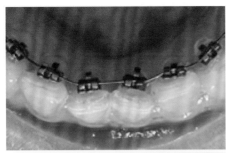

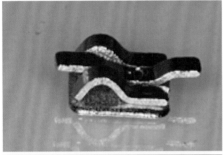

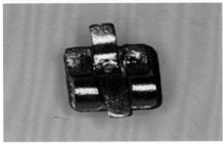

图20-2 ▰
舌侧 2D 托槽

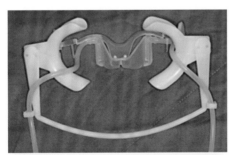

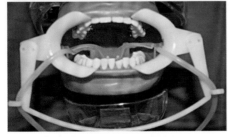

图20-3 ▰
Nola 开口器

舌侧托槽定位方法

压膜定位法：

（1）在石膏模型上画线：画出牙齿舌面长轴，双尖牙区设定临床冠中心作为托槽高度。3-3 的舌侧托槽高度基本上和唇侧定位比例一样。

（2）压膜（透明保持器的那种压膜和制作方法）。

（3）按照保持器标准修整压膜后，用手术刀沿着托槽高度的画线修整压膜。

（4）在压膜切端剩余部分，作牙齿舌面长轴的延长线。

（5）口内牙齿舌面抛光酸蚀后，在口内将压膜就位，托槽的上缘直接抵到压膜底部边缘（图 20-4，图 20-5）。

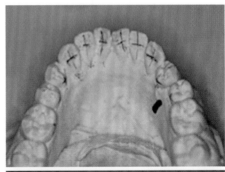

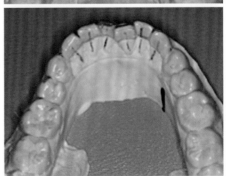

图20-4 ▰
石膏上画线做压膜定位

口内直接粘结法

1. 口内抛光酸蚀后，使用专门的卡尺

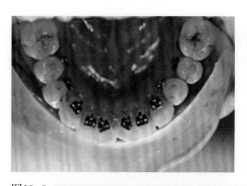
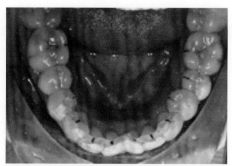

图20-5
口内转移

定位画线。

2. 画出牙齿舌面长轴，双尖牙区设定临床冠中心作为托槽高度。3-3 的舌侧托槽高度基本上和唇侧定位比例一样。

3. 矫治器和弓丝安放顺序：原则是不要同时粘上下舌侧托槽，需要考虑到患者的舒适性，要循序渐进。下 6 颊管最磨舌头，舒适感最差。

临床病例

1. 舌侧 2D 不拔牙病例（非深覆𬌗）

第 1 个月，下颌 3-3 粘托槽，0.012″ 镍钛；上颌暂时不做；

第 2 个月，下颌换 0.014″ 镍钛；

第 3 个月，下颌换 0.016″ 镍钛，同时，上颌粘 3-3 或 5-5，上 0.012″ 镍钛，必要时上颌磨牙𬌗垫，防止托槽早接触被下牙咬掉；

第 4 个月，下颌 3-3 基本排齐，粘下颌 4、5 托槽用 0.014″ 镍钛，上颌上 0.014″ 镍钛；

第 5 个月，上下均用 0.016″ 镍钛；

第 6 个月，上下颌粘 6 的托槽，上 0.014″

或 0.016″ 镍钛；

第 7 个月，0.014″TMA 或者 0.016″TMA 微调（图 20-6）。

2. 舌侧 2D 不拔牙病例（深覆𬌗）

第 1 个月，下颌 3-3 粘托槽，用 0.012″ 镍钛；上颌暂时不做；

第 2 个月，下颌换 0.014″ 镍钛；

第 3 个月，下颌换 0.016″ 镍钛，上颌平导；

第 4 个月，下颌 3-3 基本排齐，粘 4、5 托槽，0.014″ 镍钛，上颌平导；

第 5 个月，下颌 5-5 使用 0.016″ 镍钛，上

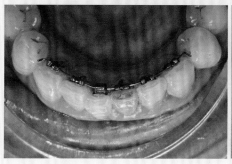
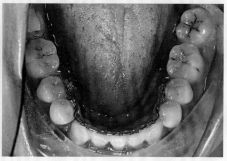

图 20-6　下颌换丝

临床病例 （续）

颌平导；

第 6 个月，下颌粘 6 的托槽用 0.014″ 或 0.016″ 镍钛，上颌粘 3-3 或 5-5，用 0.012″ 镍钛；

第 7 个月，下颌用 0.016″ 镍钛，上颌用 0.014″ 镍钛；

第 8 个月，上颌 0.016″ 镍钛；

第 9 个月，上颌粘 6 托槽，0.016″ 镍钛；

必要时用 0.014″TMA 或者 0.016″TMA 微调。

舌侧弓丝形态的选择：舌侧不拔牙病例使用

蘑菇曲形态弓丝最合适，可以降低托槽树脂背板的厚度。

① 用透明的预成弓丝模板去比对石膏模型，选出最适合的弓丝型号（图 20-7）。

② 矫治后期需要在弓丝上弯曲做精细调整的时候：硅橡胶印迹法，可以让医生在口外给患者精准地弯制弓丝；然后再从容地放回口内（图 20-8，图 20-9）。

备注：2D 的好处是自锁，不需要结扎。但

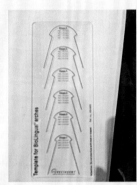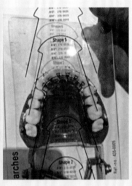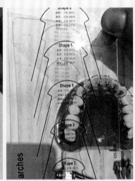

图 20-7　用弓型板确定弓形大小

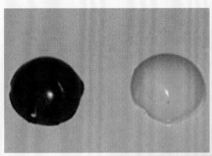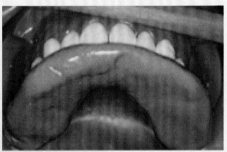

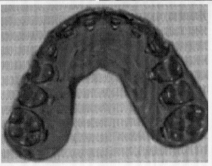

图 20-8　硅胶取出弓形

临床病例　　　（续）

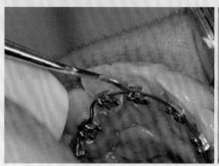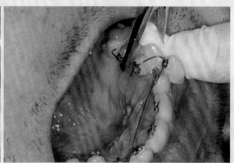

图 20-9　口内上丝

是舌侧最重要的是弓丝末端回弯的处理，舌侧弓　　的方法。
丝很容易扎嘴。末端弓丝用树脂球包裹是比较好

舌侧不拔牙矫治的辅助方法

1. 四眼簧扩弓。很多拥挤病例往往是牙弓狭窄造成的。扩弓是最有效的不拔牙排齐的方法。上颌扩弓，由于上下咬𬌗的原因可以促进导下颌向前。有利于矫治前牙深覆盖等Ⅱ类问题（图 20-10～图 20-12）。

2. 口外弓推磨牙向后，引导矫治力向后（图 20-13）。

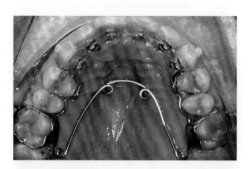

图20-10
四眼簧扩弓

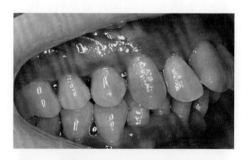

图20-11
四眼簧扩弓前

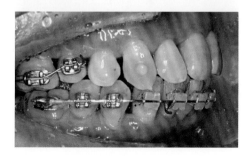

图20-12
四眼簧扩弓后

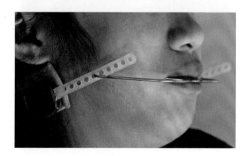

图20-13
口外弓

3. 种植支抗

（1）颊侧种植支抗配合拉簧控制尖牙位置，施加整个牙列远中移动的力量（图 20-14）。

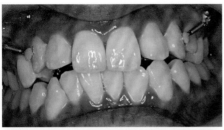

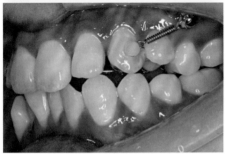

图20-14

颊侧种植支抗拉尖牙向远中

（2）上颌 6、7 腭侧种植支抗，配合拉簧远中移动 7（图 20-15～图20-17）。

（3）腭侧种植支抗整体内收上前牙。

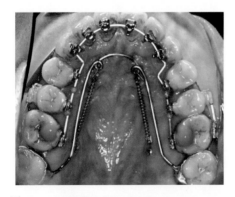

图20-15

上颌 67 腭侧种植支抗

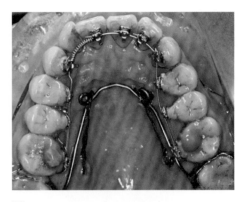

图20-16

种植支抗远中移动 7（初始）

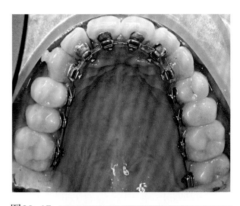

图20-17

种植支抗远中移动 7（4 个月后）

（4）下颌磨牙皮质骨外斜线部位的种植钉远中整体移动下颌牙列（图 20-18）。

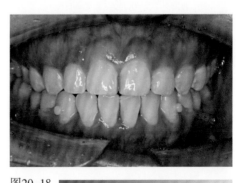

图20-18

下颌种植钉远中整体移动下颌牙列

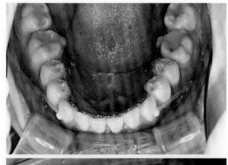
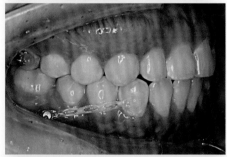
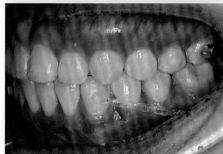

图20-18（续）

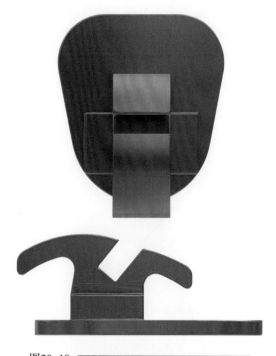

图20-19
上颌切牙垂直槽沟托槽

第 2 节 舌侧拔牙矫治技术

对于拔牙病例，我们通常使用垂直槽沟带状弓，能够很好地控制前牙转矩，防止过山车效应的发生。我们所使用的托槽槽沟是 2518″ 系统，前牙段弓丝垂直入位，后牙段弓丝水平入位。（图 20-19，图 20-20）

舌侧矫治与唇侧矫治不同，所以在舌侧拔牙矫治中需要注意以下几点：

1. 舌侧托槽位于牙齿舌面，水平向距离牙齿阻抗中心较唇侧托槽小，因此同样的压入力量所产生的正转矩要比唇侧更小些（图 20-21）。

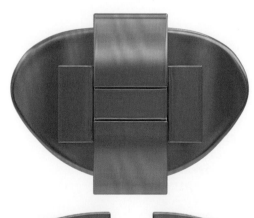
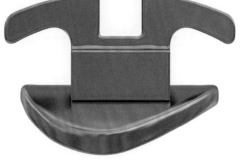

图20-20
下颌前磨牙垂直槽沟托槽

2. 如果上前牙舌倾，唇侧可以用摇椅弓打开咬𬌗，但是舌侧托槽不能用摇椅弓，因为舌倾的牙齿舌侧托槽位于阻抗中心的舌侧，压入力量产生的负转矩会加重舌倾（图20-22）。

3. 在矫治过程中，如果以磨牙为支抗远中移动前牙，磨牙舌侧托槽受到近中向牵引力的时候，磨牙产生近中颊向扭转，这是增强磨牙支抗的受力模式，因此舌侧矫治体系中磨牙支抗要比唇侧强（图20-23）。

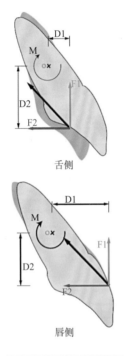

图20-21
舌侧、唇侧压入力产生转矩的对比示意图
O：阻抗中心
F1：压低切牙的力
F2：内收切牙的力
M：力矩
D1：F2 的力矩
D2：F1 的力矩

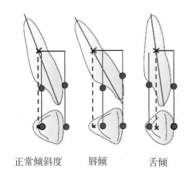

图20-22
唇舌侧矫治对上前牙压入力的对比示意图

正常倾斜度　　唇倾　　舌倾

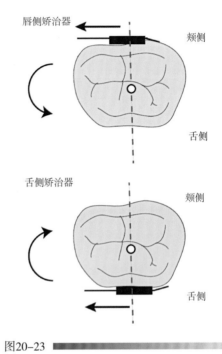

唇侧矫治器　　颊侧

舌侧

舌侧矫治器　　颊侧

舌侧

图20-23
唇、舌侧矫治磨牙扭转对比示意图

4. 对于深覆𬌗病例，打开咬𬌗的过程中，下颌磨牙在摇椅或者后倾弯的作用下受到远中直立的作用力矩，使磨牙支抗增强（图20-24）。

5. 对于扭转的牙齿，弓丝在舌侧托槽中产生的扭矩小于唇侧，因此舌侧托槽纠正牙齿扭转效能不如唇侧好（图20-25）。

6. 舌侧托槽越接近切端，距离唇面越近。对牙齿控制力越好。舌侧托槽越靠近牙龈方向，距离唇面越远，对牙齿控制力越差（图20-26）。

7. 下前牙舌侧托槽的垂直距离与下前牙的阻抗中心几乎在一条垂线上，在下颌摇椅弓压低下前牙打开咬𬌗的时候，通过舌侧托槽压入的力量通过阻抗中心。对前牙产生绝对压入的力量，不会像唇侧托槽那样使牙齿唇倾（图 20-27）。

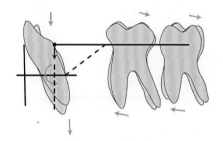

舌侧矫治器

图20-24
打开咬𬌗

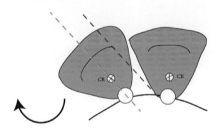

唇侧矫治器

图20-25
唇、舌侧纠正牙齿扭转对比示意图

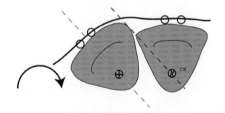

图20-26
托槽位置对牙齿的影响

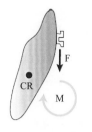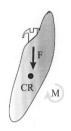

图20-27
唇侧、舌侧对前牙压入力对比

前牙 Ⅱ 度拥挤以下的拔牙病例

（1）前牙 Ⅱ 度拥挤以下的拔牙病例，最好先不拔牙，等待弓丝换到足够粗和硬的时候，开始内收前牙关闭间隙的时候再拔牙（图 20-28）。

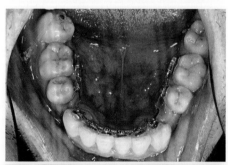
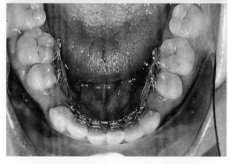

图20-28
关闭间隙时再拔牙

有研究表明：拔牙后，如果缺牙间隙没有及时被占据的话，成人牙槽骨的颊舌向宽度在一年左右会缩窄 23%（图 20-29）。

（2）深覆𬌗的病例需要早期戴入平导打开咬𬌗（图 20-30）。

（3）先粘下颌 5–5 托槽，弓丝顺序是 0.012″ 镍钛、0.014″ 镍钛。

（4）大概 2 个月后，开始粘结下颌 6 舌侧管。注意：下颌 6 的舌侧基本上就是舌头所在的位置，所以下 6 舌侧管很容易磨舌。可以考虑使用保护蜡帮助患者克服不舒适的问题。下颌继续换丝 0.016″ 镍钛、0.018″ 镍钛、0.022″×0.016″TMA、0.025″×0.017″TMA、0.025″×0.017″ 不锈钢、0.025″×0.018″ 不锈钢。在 0.025″×0.018″ 不锈钢丝阶段滑动关闭间隙。

（5）深覆𬌗病例：在下颌弓丝更换到 0.025″×0.017″ 不锈钢丝的时候，弓丝在下 6 舌侧管近中做欧米加曲，摇椅打开咬𬌗。咬𬌗打开后继续用 0.025″×0.018″ 不锈钢丝滑动关闭间隙（图 20-31，图 20-32）。

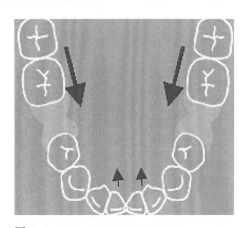

图20-29
缺牙间隙牙槽骨吸收

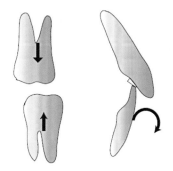

图20-30
平导打开咬𬌗

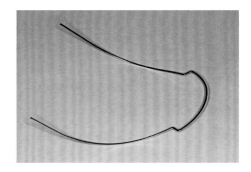

图20-31
摇椅

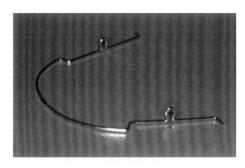

图20-32
欧米加曲

（6）前牙咬𬌗正常的病例，可以在下颌粘托槽的两个月后，开始粘结上颌托槽 6-6。

（7）深覆𬌗病例上颌需要早期戴入平导，前牙咬𬌗打开后上颌开始粘结托槽 6-6。

（8）上颌弓丝的更换顺序：0.012″ 镍钛、0.014″ 镍钛、0.016″ 镍钛、0.018″ 镍钛、0.025″×0.017″TMA、0.025″×0.017″ 不锈钢、0.025″×0.018″ 不锈钢，在 0.025″×0.018″ 不锈钢丝阶段滑动关闭间隙（图 20-33）。

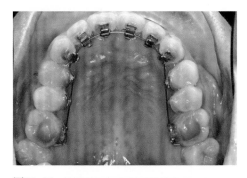

图20-33
上颌换丝

前牙Ⅲ度拥挤的拔牙病例

1. 首先拔牙，再粘矫治器。但是由于牙齿拥挤，前牙舌侧无法粘结托槽。需要使用活动矫治器或者其他方法拉尖牙远中（奇思妙想的方法有很多，仁者见仁，智者见智）。前牙段获得间隙，具备了粘舌侧托槽的空间后，再粘舌侧托槽（图 20-34）。

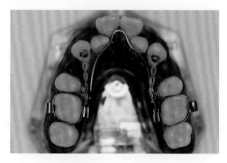

图20-34
拉 3 向远中开辟间隙

2. 上下颌的换丝顺序：0.012″镍钛、0.014″镍钛、0.016″镍钛、0.018″镍钛、0.025″×0.017″TMA、0.025″×0.017″不锈钢、0.025″×0.018″不锈钢，在 0.025″×0.018″不锈钢丝阶段滑动关闭间隙（图 20-35）。

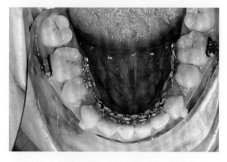

图20-35
0.025″×0.018″不锈钢丝滑动关闭间隙

需要注意的一些问题：

（1）舌侧矫治技术中一侧 6 是舌管，一侧 6 是大托槽，这样做能够使舌侧更换弓丝更容易、更便捷。

（2）舌侧矫治技术中，弓丝的末端处理十分重要，很多时候患者抱怨的不舒适就是来自弓丝末端回弯。方法是：末端弓丝回弯后再用流动树脂包裹。

（3）横向过山车效应是舌侧矫治技术特有的现象。由于弓丝的硬度和牙齿受力不平衡，出现 5、6 的近中颊向扭转，从而使横向牙弓在双尖牙区增宽。由于上颌骨骨质密度小于下颌骨，上颌的横向过山车效应要更明显些。临床上所观察到的就是双尖牙区深覆盖，甚至有时候接近正锁𬌗。

解决方法是：更换硬的弓丝，并在双尖牙区缩窄弓形，同时做必要的交互牵引。

（4）舌侧关闭间隙的方法：如果前牙唇倾，前牙有足够的转矩储备，0.025″×0.018″不锈钢丝滑动关闭间隙。使用橡皮链连续结扎或者牵引钩滑动关闭间隙。如果前牙内收时需要严格控制转矩：0.025″×0.018″不锈钢丝 2 远中焊接延长臂 14～16mm，在上颌腭侧 5、6 或者 6、7 之间植入种植支抗。如此，种植支抗和牵引钩之间的加力线接近阻抗中心，能够避免前牙舌倾（图 20-36，图 20-37）。

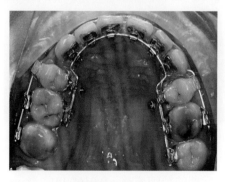

图20-36
橡皮链连扎

（5）在内收前牙的过程中，如果发现前牙转矩丢失：0.025″×0.018″不锈钢丝必须要做摇椅来增加对前牙内收时的转矩控制（图 20-38）。

（6）在合适的时间，5、6、7颊侧要粘结托槽、颊管。形成颊侧固定片段。这样做有利于排齐后牙，稳定后牙咬𬌗关系（图 20-39）。

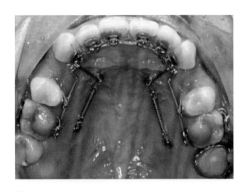

图20-37
舌侧延长臂

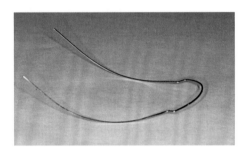

图20-38
摇椅

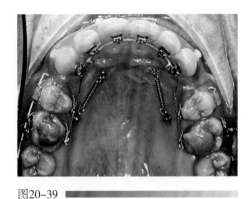

图20-39
5、6、7颊侧托槽

后期的精细调整：0.016″ TMA 丝。

使用硅橡胶印模方法：0.016″ TMA 做精细曲。

第3节 舌侧排牙实验及舌侧托槽定位

舌侧拔牙病例，需要对前牙转矩控制，防止前牙内收时舌倾。此外舌侧托槽位置

对转矩的影响很大，而且容易出错，需要技工室的排牙试验。

我们从厂家买到的托槽槽沟预置的转矩不具备个性化，也就是说厂家给我们生产的托槽的转矩角度还不能用于临床。我们做排牙试验和托槽弓丝定位的目的就是把厂家生产的托槽进行个性化定位，从而获得适合患者牙齿的个性化舌侧托槽。我们要对成品托槽做以下再加工，从而获得理想的舌侧托槽转矩和对牙齿的高效控制。

第一步：硅橡胶取模。然后灌两副模型（准备锯一副留一副比对树脂定位）（图 20-40）。

第二步：绘制𬌗面图（图 20-41）。

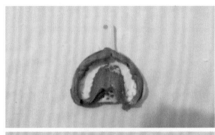

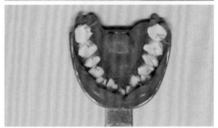

图20-40
灌两副模型

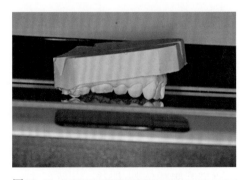

图20-41
复印𬌗面图

在纸上复印原始模型，在硫酸纸上画出每颗牙𬌗面形态，画出理想接触点连线，每个接触点绘出理想弓形图并画出中线，5—5 的位置向外平行 2mm，6—7 的位置向外平行 3mm。

复制最外缘连线，把每颗牙画在理想弓形图内，要求牙齿𬌗面的颊舌向最边缘长轴与连线垂直。

绘制𬌗面图的意义，是作为排牙试验完成结果核对的模板，保存了个性化牙弓形态、宽度。排牙时牙弓形态参照理想弓形图（图 20-42）。

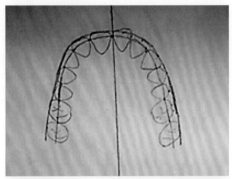
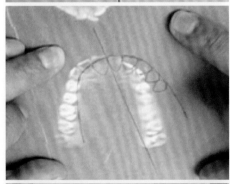
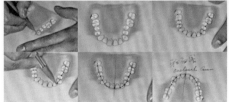

图20-42
绘制𬌗面图

第三步：修整模型。

模型基底与𬌗平面平行，模型高度：从牙龈缘至模型底面高度为 8mm（图 20-43）。

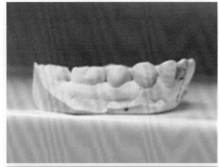
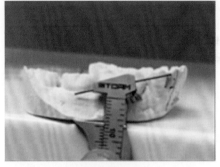

图20-43
修整模型

第四步：修整切割石膏牙块。

修整每个牙齿，使牙根部减小到 4～5mm，并调整成锥形（图 20-44）。

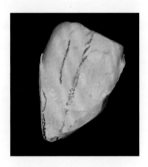

图20-44
修整石膏牙块

在基座上标记出中心线（图 20-45）。

第五步：排牙时牙弓形态参照理想弓形图。

按 Andrews 六项正常𬌗标准排牙，拔牙病例切牙在此基础上再唇倾 10°。

上颌排牙原则：

4—颊尖位于𬌗平面，舌尖离开𬌗平面0.5mm；

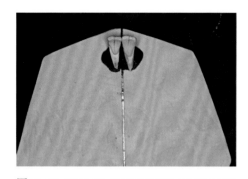

图20-45
标记中心线

5—颊舌尖一样高，位于殆平面；

6—近中舌尖位于殆平面，远中颊尖离开 1mm；

7—近中舌尖离开殆平面1mm，远中颊尖离开 1.5mm。

注意排牙时牙面不可有蜡（图 20-46）。

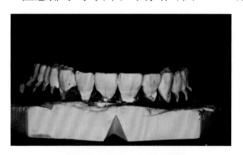

图20-46
排牙时牙面不可有蜡

Andrews 正常殆六项标准：

（1）磨牙关系：上颌 6 近中颊尖咬在下颌 6 近中颊沟上；同时上颌 6 远中颊尖的远中斜面咬在下颌 7 近中颊尖的近中斜面上，上颌 3 咬在下颌 3、4 之间。

（2）牙齿近远中倾斜：正常殆牙根均向远中倾斜，轴倾角为正值。

（3）牙齿转矩：上切牙向唇向倾斜，正转矩；下切牙根接近直立；从尖牙起，上下后牙牙冠都向舌侧倾斜，负转矩；磨牙比前牙更明显。

（4）旋转：正常殆应当没有不适当的牙齿旋转。后牙旋转后占据较多近远中间隙，前牙正好相反。

（5）邻面接触：正常牙弓中相邻牙齿都保持相互接触，无牙间隙存在。

（6）殆曲线：正常殆纵殆曲线较为平直，或稍有 Spee 曲线，深度 0～2.5mm。

第六步：弓丝托槽定位

（1）用铅笔描绘出每个牙齿外形，包括舌面、殆面，特别是牙齿牙龈缘和舌侧牙齿长轴（图 20-47）。

（2）上颌

• 确定第一磨牙临床冠舌面中线

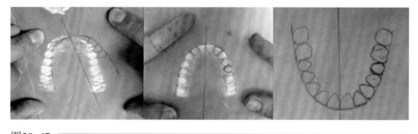

图20-47
绘制牙齿外形

• 向前水平延伸至前牙区
• 使该线在前牙位于龈 1/3 处
• 托槽边缘离开牙龈至少 1.5mm
（3）下颌
• 以第一或第二双尖牙为准画中心参考线
• 向前水平延伸至前牙区，位于前牙临床

冠中心，舌侧托槽边缘离开牙龈至少 1.5mm

• 下颌前磨牙临床冠最短，当其高度不足以粘结托槽时，可以用复合树脂增加舌侧牙尖的高度便于粘结托槽（图 20-48）。

（4）确认弓丝形态（图 20-49）

0.025″×0.018″ 全尺寸弓丝，先弯制前牙 3-3 的弧形。（图 20-50 中钳子为专用的舌侧弓丝成型钳）为了预留托槽和石膏牙间的距离，我们先将前牙段放置托槽。用结扎圈将托槽和弓丝结扎。（图 20-50）

根据 3、4 的舌隆突高度差异，决定是否弯制蘑菇曲以减小托槽背板的厚度。若 3、4 的舌面高度接近，舌侧弓丝形态设定为直丝。如果 3、4 的舌面高度相差比较大，舌侧弓丝形态设定为蘑菇曲（3、4 之间有转折）（图 20-51）。

（5）确认弓丝平整无转矩之后将连带托槽的整根丝固定到石膏模型上，弓丝水平向位置参照本节所述步骤第六步（2）。涂分离剂之后在中切牙和两侧 5、6 之间各做一个树脂夹，以确保做树脂背板过程中弓丝能反复就位（图 20-52）。

（6）个性化树脂背板的制作：用树脂充填托槽和牙齿之间空隙，光照固化。

（7）树脂定位夹：托槽槽沟和托槽结扎翼填蜡，树脂堆积高度，修整形态，托槽背面树脂打磨固位沟，结扎圈固定，标记牙位放置结扎圈（图 20-53）。

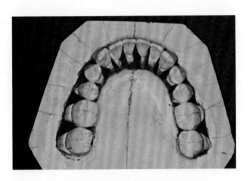

图20-48
参考线

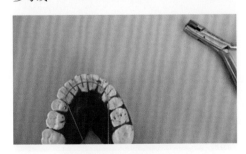

图20-49
确认弓丝形态

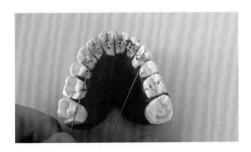

图20-50
全尺寸丝弯制弓形

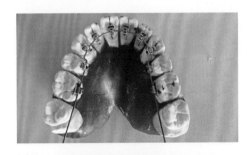

图20-51
3、4 之间的水平内收弯

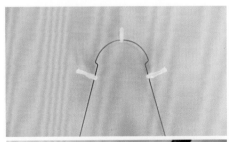

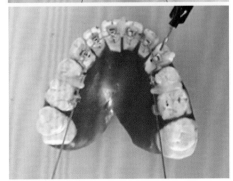

图20-52
制作树脂夹

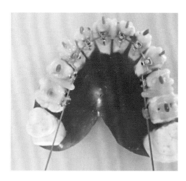

图20-53
树脂定位夹

第七步：把相应的牙位上的舌侧托槽从弓丝上取下来，并磨除托槽龈方及近远中两侧的多余树脂，酒精棉球擦干（图20-54，图20-55）。

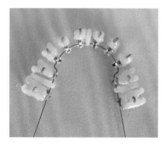

图20-54
取下托槽

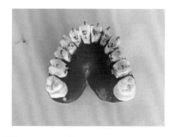

图20-55
去除多余树脂

第八步：复印个性化弓形，同时标记左右方向。弯制弓丝类型如下（图20-56）。

0.012″、0.014″、0.016″、0.018 镍钛，0.012″、0.014″、0.016″、0.018″、0.022″×0.016″、0.025″×0.018″TMA、0.025″×0.018″、0.022″×0.016″ 不锈钢等。

注：如托槽在患者口内脱落，再找出排牙模型和定位弓丝，将脱落牙位的托槽固定在弓丝上，单独再做单颗牙的个性化舌侧托槽背板（图20-57）。

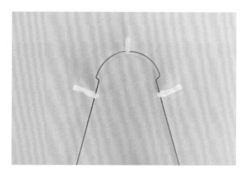

图20-56
复印个性化弓形

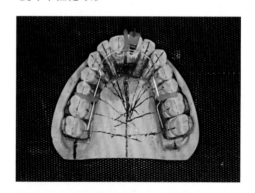

图20-57
口内脱落后需重新定位

第 **21** 章
与正畸相关问题的综述

第1节　正畸稳定与保持

正畸后复发几乎是 100% 的，只不过我们尽量把牙齿不齐等复发的问题限制在患者能够接受的范围之内。保持和矫治技术同等重要。赫赫有名的 Hawley 保持器发明者 Hawley 说：谁要能帮我把矫治后的正畸保持的工作接手过去，我就分一半治疗费给他。

根据 Proffit 的肌肉平衡理论：牙齿最初始的位置是最稳定的位置，也就是说，矫治后牙齿的位置距离初始位置越远越容易复发。

正畸后的稳定

1. 正畸的稳定保持，不是简单的保持方法问题，更多的是诊断问题，很多矫治后复发的主要原因是诊断错误，把牙齿的最终位置放在肌肉不平衡的位置上，势必会导致复发。因此矫治计划在设计之初，就应该考虑到保持和稳定。不能放到矫治后再说（那基本上就是在亡羊补牢）。牙齿最稳定的位置是初始位置，过度唇倾前牙或者过度内收前牙，破坏了唇肌、舌肌和咬𬌗力三者之间的平衡。因此矫治后，下前

牙偏离初始位置越远，越不稳定，越容易复发（图 21-1）。

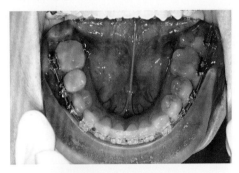

图21-1
下前牙排齐后与初始位置的关系

2. 正畸治疗后最常见的不稳定因素是下前牙不齐，主要原因是牙弓变窄，尤其下颌尖牙宽度减小。Burke 研究发现：在矫治过程中尖牙宽度通常增加 0.8～2.0mm，在矫治结束后，尖牙宽度减小 1.2～1.9mm。就是这一张一缩导致了下前牙很容易不齐。解决方案：

（1）临床矫治过程中，尤其到了钢丝塑形阶段，要注意弓丝前部弧度形态，维持尖牙宽度不变。

（2）调整下前牙近远中倾斜角度（冠近中，根远中），使下前牙牙根宽度大于牙冠宽度（图 21-2）。

（3）修正下前牙弓丝前部形态，使之略平。矫治结束后，下前牙形成平缓状，

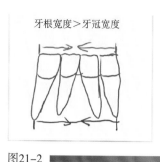

图21-2
调整下前牙近远中倾斜角度

后期下前牙自然恢复弧度形态，由此增加了前牙牙弓长度，防止前牙拥挤复发。

3. 牙周纤维。牙齿正畸移动后，牙周膜改建需要3～4个月，牙周膜内的纤维改建需要4～6个月，邻牙之间的越隔组纤维改建需要232天。正是纤维组织的迟滞改建过程使得扭转的牙齿很容易复发。嵴上环切术是值得推荐的好方法（图21-3）。

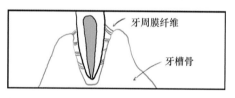

图21-3
嵴上环切术示意图

4. 邻牙之间的挤压力。邻牙之间如果是点接触，尤其那些倒锥形态的下前牙，彼此之间点状接触，有时候伴随牙龈萎缩。这种情况很容易出现前牙不齐。解决方法是：下前牙做适当的片切，关闭邻牙间隙使之成为面接触。如此获得稳定的排齐。

5. 下前牙骨壁。华盛顿大学研究了下前牙排齐稳定性和下颌骨结构之间的关系，结果发现：下前牙骨壁越薄，下前牙拥挤越容易复发。解决方案是：下前牙舌侧固定保持（图21-4）。

6. 曾经有人说，拔牙间隙两侧的牙体长轴是否平行影响拔牙间隙是否会复发。但是循证医学研究发现"拔牙间隙的邻牙

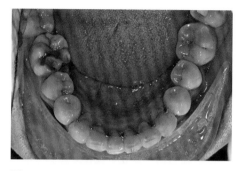

图21-4
下前牙舌侧固定保持

牙根角度与保持效果无关"。

7. 矫治后咬𬌗良好程度和后期复发同样无关。也就是说：不管矫治效果如何，该复发的还得复发（图21-5）。

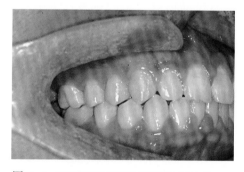

图21-5
矫治后咬𬌗复发

8. 智齿的问题。临床总有成年患者说："大夫，我前牙之前很齐，后来长智齿了，前牙就被挤歪了。"通过曲面断层片检查看到智齿近中阻生，立刻感觉到患者说的真对。科学事实是：循证医学研究发现：前牙排齐稳定和智齿阻生没有相关性。

也就是说，两者没关系。我自己也不理解。没办法，那是科学（可能我们境界还不够高，看到的是微观，宏观状态体会不到）（图 21-6）。

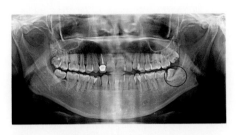

图21-6
智齿的影响

关于智齿近中阻生

（1）我不建议在矫正前拔除阻生智齿，拔智齿很难受，患者会误以为矫正也会像拔智齿一样痛苦，从而放弃矫正。应该矫正后或矫治过程中拔除智齿。

（2）拔牙病例后牙残存的一些间隙，患者会抱怨吃东西塞牙，看到了阻生智齿，就是救命稻草。近中阻生智齿可以推 6、7 向前，关闭残余间隙。

（3）近中阻生的智齿最后需要拔除。

（4）智齿周围牙周袋如果大于 4mm，通常会导致智齿牙周发炎，这种智齿即便没有明显的阻生，后期也需要拔除。

美国口腔颌面外科会议关于智齿临床研究（2010 年）结论如下：

（1）为了健康，需要拔除智齿。

（2）即便没有疼痛等症状，阻生智齿依然是隐患，而且 80% 的患者在 7 年内会出现问题。

（3）智齿周围炎症有时候是感染源，会导致心血管疾病。

（4）治疗智齿周围炎症花的钱比拔除智齿花钱多。

（5）年轻人拔智齿术后反应要比年龄大的患者轻微。年龄越小术后恢复越快。所以智齿有时候要尽早拔除。北卡大学 Philip 教授研究发现，21 岁以下的女性拔智齿的术后恢复明显快于 21 岁以上的患者群。

（看来干什么都要趁早，年轻时不仅要努力学习，还要趁年轻拔智齿，所以少壮不拔智齿，老大徒伤悲。）

但是，针对目前的医患信任程度，我不建议私人门诊医生拔智齿，尤其正畸医生不要把拔四颗智齿当作矫治方案强加给患者。因为如下的情况可能会发生：

（1）如果患者很痛苦地拔智齿，患者付出越高，对矫治效果的期待就越高。然而客观事实是：拔智齿与矫治效果，矫治后的稳定性无关。

（2）我的一个学生的门诊，拔智齿，一周后患者因心肌炎住院，内科大夫说不排除智齿的感染源引起，在说不清楚的情况下，患者要求赔偿。最后只能赔偿，息事宁人。

（3）另一个学生的门诊，拔智齿后患者自述下唇麻木。如何处理？

所以，安全地把需要拔智齿的患者推荐到综合医院去做复杂全面的检查。保护好自己，才能更好地为人民服务。

舌侧固定保持

（1）常用于下颌 3-3 舌侧固定保持。

（2）如果前牙咬𬌗允许，上前牙 2-2 可以舌侧固定保持。

（3）保持丝应该是不具有弹性的多股麻花丝。目前很多厂家都在生产此类的保持丝（图 21-7）。

优点：下前牙排齐后，舌侧保持效果好。

缺点：下前牙容易出现菌斑牙石积聚。而且如果患者自律性差，可能会出现

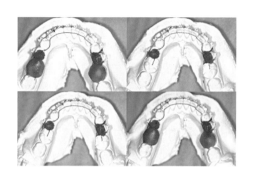

图21-7
舌侧固定保持

个别牙舌侧保持丝脱开，等到牙齿不齐的时候才发现问题。这时候跑来找医生，你说是谁的责任？搞不清楚，就是医生自己的责任。

我的经验

1. 舌侧保持常用于不拔牙病例。

2. 自律性好的人可以做舌侧保持，定期复诊检查舌侧保持丝是否脱落。自律性差的，尤其那些认为花钱就应该解决问题的不懂得配合的人，不要做舌侧保持。

（1）Hawley 保持器（图 21-8）。

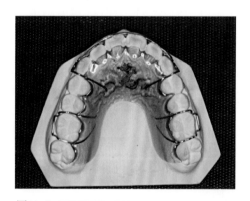

图21-8
Hawley 保持器

1）常用于不拔牙病例。

2）保持器的后牙段固位单臂卡应该尽量从 7 的远中或者 6 的远中过，原则是单臂卡跨𬌗时不要影响咬𬌗。

3）Hawley 保持器允许后牙建𬌗。

4）Shawesh 对保持器戴用全天的和半天的保持效果进行比较。结论表明：保持器戴半天就可以了。不过我从不跟患者说这事，要知道，患者执行你的医嘱通常是打折的。（你说戴一天，他只戴半天，你说戴半天，基本上就是一两个小时了。）

优点：Hawley 保持器结实，不容易损坏。而且是活动的，吃饭时取下来，不影响咀嚼。活动保持器可以提醒患者需要配合。看似无用的自动配合提醒能避免很多医患纠纷。

缺点：对于牙齿排齐保持效果不好，容易出现个别牙轻微扭转。

（2）环托保持器（图 21-9）。

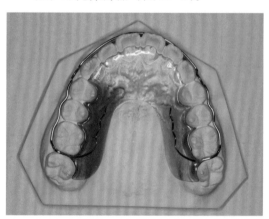

图21-9
环托保持器（1）

1）用于拔牙病例保持。

2）和 Hwaley 的区别就是，没有 3 远中的跨𬌗钢丝，防止 3 远中拔牙间隙复发。

3）前牙唇倾的病例，需要在 5 的远中设置跨𬌗固位钢丝，防止唇弓加力时，唇弓往牙龈方向滑脱（图 21-10）。

（3）压膜保持（图 21-11）。

1）我很喜欢压膜保持，制作简单方便。前牙排齐保持效果好。

2）研究表明，压膜保持，戴一个晚上就能达到保持效果。

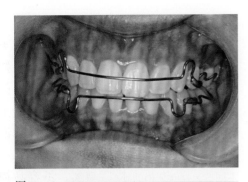

图21-10
环托保持器（2）

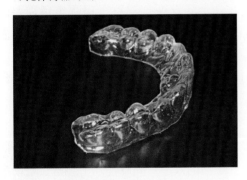

图21-11
压膜保持

3）对于深覆𬌗的患者，为了促进后牙升高，可以制作 3-3 片段的压膜保持。

4）压膜材质不够硬，对于扩弓矫治后的保持效果不好。

压膜保持很容易碎裂，每个患者得做很多副。

通常我给患者做两副保持器，一副压膜，白天戴；一副 Hawley 保持器或者环托保持器，晚上戴。

因为保持是长期的，而且牙齿排齐很容易复发，因此从我嘴里你绝听不到这句话：你可以不戴保持器了。绝对不会！

第 2 节　关于牙根吸收的临床思考

正畸人群中，1%～5% 的人会出现牙根吸收超过 1mm。幸运的是，牙根吸收在矫治力终止后就停止，而且根表面的修复过程随后即可出现。研究表明，保持阶段的第一周就能检测到牙根表面开始修复。因此绝大部分的牙根吸收都是在可控的范围之内。引发牙根吸收的因素有生物学因素和机械力因素。机械力因素与正畸医生有关。

牙根吸收常见于根尖区的生物学原因

1. 牙根靠近牙龈中 1/3 的牙骨质硬度高于根尖区的牙骨质硬度，因此大多数的根吸收常发生于根尖区。

此外，牙骨质硬度还和牙齿受外力有关。分别对牙齿施加轻力和重力结果表明，施加轻力组的牙骨质比重力组的牙骨质更硬一些。怎么解释这个现象呢？牙骨质硬度和牙骨质表面的矿物质沉积有关（钙、磷酸盐和氟），牙骨质表面矿物质沉积是动态的过程，施加轻力时有助于牙骨质表面矿物质沉积钙化，但是重力时，矿物质沉积钙化过程受阻，从而牙根表面硬度降低。

2. 牙周膜纤维的排列方向，使得根尖区牙周膜存储应力最大，在应力作用下牙周膜内破骨细胞激活，使牙根吸收加重。

3. 根尖区表面覆盖的牙骨质相对于其他牙根位置的细胞成分少，不容易自我修复。

牙根吸收常见于根尖区的机械力原因

1. 力量的大小（图 21-12）。
轻力不会出现牙根吸收，25～100gf。
重力容易出现牙根吸收，300～500gf。

2. 治疗时间。治疗时间越长，根吸收发生几率越大，根吸收越严重（这对那些临床过分纠结牙齿、拿矫治当日子过的患者来说是个噩耗。遇到这种挑剔、追求完美的患者，对大夫的挑战性更大）。

3. 牙齿移动的范围。牙齿移动的范

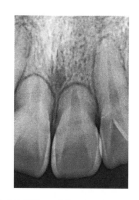

图21-12
牙根吸收

围越大，尤其牙根在骨内移动幅度越大越容易出现根吸收。总之控根移动要比控制性倾斜移动更容易引发牙根吸收。临床提示：有牙根吸收的患者，尽量不拔牙，矫治的目标应该局限于排齐，不要做过多的前牙转矩控制。上颌切牙往往是全牙列中移动范围最大的，所以牙根吸收常见于上颌切牙（图21-13）。

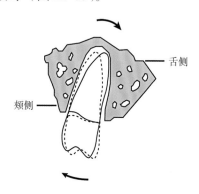

舌侧

颊侧

图21-13
控根移动

4. 矫治器的种类。每次商家推出一种新的托槽，都会吹嘘一下：我们的托槽不会引起牙根吸收，具有更好的生物学特性。大量的临床研究表明，矫治器的种类和牙根吸收没有相关性。和矫治技术同样无关。有句话说得好：牙齿不知道使用了什么托槽，它只能感受到矫治力。如果种植钉不小心划伤牙根会怎样？好消息是：没事，别担心，牙周膜损伤在0.5mm范围之内，5

周内牙周膜可以自行愈合，牙根自行完成修复（图21-14）。

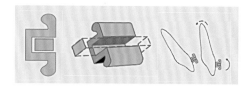

图21-14
不同矫治器对牙根的影响示意图

5. 间歇性加力和持续性加力。研究表明，牙齿开始受力的第一周就出现牙根吸收，牙根表面重新钙化沉积修复的过程通常在力量停止之后。动物实验研究表明，间歇力所诱发的牙根吸收范围和牙根吸收深度小于持续性加力。最理想的间歇加力方式是每天只加力8h。貌似间歇加力好，但是别忘了，这是动物实验。对于人，就存在一个问题：矫治的效率。间歇性加力会延长矫治时间，矫治时间越长根吸收越严重。因此，临床上，间歇性加力并不比持续性加力好。从牙齿移动效率来看，还是持续性加力最好。

使用活动矫治器，间歇式施加矫治力（图21-15）。

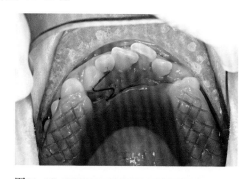

图21-15
活动矫治器

使用固定矫治器排齐，持续性施加矫治力（图21-16）。

6. 牙齿移动的方式。从牙根吸收的范围和严重程度来评价：牙齿压入最容易产生牙根吸收，其次是控根移动，然后是15°以上的牙齿倾斜移动，最后是施加225gf

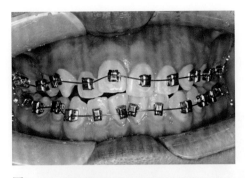

图21-16
固定矫治器

以上力量的牙齿扭转。牙齿伸长也会引发根吸收，但是其严重程度仅有压入的 1/4。总之牙根在骨内移动的距离越大，越容易引发牙根吸收。我们在诊断和制订矫治计划的时候，这是重要的考虑因素。拔牙病例使上前牙移动范围增大，因此要比不拔牙病例更容易引发根吸收。

我的经验：临床上，根尖片如果显示牙根呈圆钝形态，说明已经出现根吸收了。这时候我的矫治计划通常局限于不拔牙，即便拔牙，也要确保前牙牙根在小范围内移动。此时控根是最大的忌讳。有一些病例：牙根短，但是根尖形态呈尖形，此时不必担心根吸收的问题。

牙齿的整体移动和倾斜移动（图 21-17）。

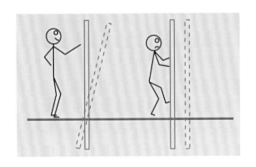

图21-17
牙齿的整体移动和倾斜移动

7. 根吸收的自我修复。牙齿受力停止的时候，牙根吸收随即停止，牙根自我修复过程随后启动。有研究发现，进入保持阶段第一周即可发现牙根吸收自我修复的

现象，第四周时牙根吸收自我修复进度明显增快，到了第八周自我修复达到一个平台期，并继续延续。这也是绝大多数正畸病例，尽管有牙根吸收，但还不足以伤害牙根健康的原因。Brudicik 研究发现，进入保持阶段，第 2 周牙根吸收恢复 38%，第 3 周牙根吸收恢复 44%，第 7 周牙根吸收恢复 78%。即便有些后续的自我修复过程，但牙根尖端的形态很难恢复。

8. 牙根吸收的临床影响。牙根吸收使牙根变短，会影响牙齿稳定程度。这是很自然的想法，事实是，只有牙根长度小于 9mm，牙齿在 10 年后才会出现松动，如果牙根长度大于 10mm，牙齿稳定度不会有任何问题。相比牙根吸收，牙槽骨的降低对牙齿稳定度影响更大。1mm 的牙槽骨降低相当于 3mm 的牙根吸收，而且研究发现，牙周有问题的患者很容易出现牙根吸收。因此我们做牙周病正畸时要提防牙根吸收。

临床上如何规避牙根吸收的风险

1. 仔细询问根吸收家族史。
2. 控制不良习惯。
3. 替牙期，前牙牙根未完全闭合之前如果过早地施加矫治力，容易出现牙根吸收。
4. 对于有牙根吸收的病例，在制订矫治计划时，要选择矫治时间短的方案。
5. 尽量使用轻力。
6. 如果出现牙根吸收，必要时可以暂停矫治力，间歇性加力。
7. 矫治中每 6 个月要拍根尖片，随时监测检查根吸收是否加重。
8. 如果根吸收严重，需要间隔 3 个月拍根尖片。如果发现根吸收加重，必要时停止加力。并且对根吸收的牙齿进行根管

治疗。

9. 对于有根吸收的牙齿，尽量不要大范围移动牙根，通常选择不拔牙方案。

10. 有根吸收的牙齿，在保持阶段，需要调𬌗，去除不必要的咬𬌗创伤。

如图21-18：患者前牙深覆盖，由于上前牙根吸收严重，将拔牙方案修改为上颌扩弓引导下颌向前，恢复正常前牙覆盖。

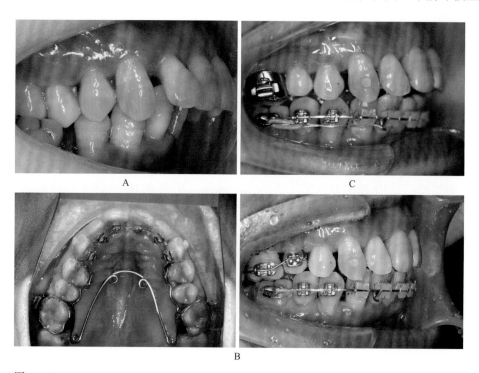

图21-18
口内像
A. 矫治前；B. 矫治中；C. 矫治末

牙根吸收能预防吗？

1. 首先我要感谢根吸收，因为我就是靠根吸收的研究拿到博士学位的，根吸收就是我的博士论文。我们试图寻找根吸收的组织病理学机制，也试图寻找一种能够阻断根吸收发生的药物。太多的博士、教授都要感谢根吸收，大量的研究都集中在此。

我的研究是，在大鼠腹腔内注入可溶性 IL-1 受体、可溶性 TGF-β 受体，这些生物因子进入血液后有效地抑制了根吸收，但是问题是，同时也抑制了破骨细胞的激活，牙齿移动速度减慢。

2. 目前的研究还都局限于动物实验。

有研究证实下列药物对根吸收具有抑制作用：多西环素、甲状腺激素、Clodronate（第一代二硫酸盐）这些全身使用的药物有明显的抑制牙根吸收的作用。但是其机制都是通过阻断 RANKL—RANK 途径，抑制了破骨细胞激活，从而减少牙根吸收。另一方面的作用是增强了成骨细胞的功能。牙齿移动也随之减慢，或者不发生移动。这又与正畸移动牙齿的目标背道而驰了。

3. 氟一直被用于防龋，是否也能用于防治根吸收呢？ Foo 等人给刚出生的 Wistar 大鼠喂用含氟化物的水。在这些大鼠身上施加矫治力后，发现氟的确减少了根吸收，但是同时也使牙齿移动放缓。喂用氟化水的时间越长，根吸收越少，根据这个结果，开始进行人的饮用氟化水研究，结果表明，高浓度氟实验组的根吸收情况最少。说明饮用含氟水的确能够降低根吸收。但是最关键的问题是，到底多少氟的浓度可以用于临床呢？众所周知，高浓度氟会造成氟牙症、氟骨症、O 形腿等问题。

4. 物理疗法　我的研究论文中发现使用低能量激光局部照射移动牙齿的区域，能够有效地降低牙根吸收面积，同时还可以减少矫治力引发的疼痛。

Grove 研究发现：使用低能量脉冲式超声震动也能够有效地减少根吸收，至少可以减少 33% 的根吸收面积。这两种物理疗法现在看来尽管抑制根吸收疗效不十分显著，但毕竟还能够安全用于临床。

第 3 节　正畸与颞颌关节问题

正畸与关节问题

20 世纪 80 年代，美国的一场官司把正畸医生拉到了一个深渊的边缘，让每个人都不寒而栗。"关节问题"以说不清道不明的且无法躲避的状态横在了正畸学科的面前。由此出现一个流派，从关节位置（正中关系位）入手，制订矫治计划，移动牙齿，使牙齿的咬𬌗（正中𬌗位）与关节位置（正中关系）相匹配。他们有一个非常好听的名字——目标指导性正畸治疗（Goal-oriented orthodontics），RW 矫治技术。

TMD（颞颌关节紊乱）至今仍然争议纷纷：从病因、诊断到治疗都是众说纷纭，各执一词。目前很多关节方面的知识，并不是来自于科学研究，主要还是临床的经验之谈。所谓经验之谈，实际就是并不具有普遍性，有的人这样做管用，有的人不管用。

Kyung 教授有一句话（于我心有戚戚焉）：人类在正畸学中的知识还不足以应对形形色色的错𬌗畸形，很多时候，我们要靠经验去弥补知识的不足。

正畸会引起关节紊乱吗？

美国密歇根州的一位正畸大夫陷入一场官司，他的病例是 16 岁女孩，Ⅱ类 1 分类。当时的矫治方案是上颌拔牙矫治，然后口外弓内收上前牙。在矫治中出现关节紊乱。患者的起诉是：医生过度内收上前牙，导致下颌被迫处于后退的位置。因此产生关节疾病，结果医生败诉。这个失败的官司激发大量的关节与正畸相关性的研究，结果表明，两者没有明显的相关性。正畸既不是关节疾病的诱因，也不能加重已有的关节疾病，同样也不能防治关节疾病。两者是相对独立的问题。TMD 是众多问题的集中反映，包括基因易感性问题、颅颌面的关节形态、关节周围的肌肉附丽、咀嚼肌群和社会心理问题。这样说也不是完全否定了咬𬌗对 TMD 的诱因，咬𬌗问题是其中之一。

我的经验：正畸不能用来解决关节问题。

1930 年正畸医生开始关注牙齿咬𬌗功能，1970 年 Ronald H. Roth 将咬𬌗评价和关节定位理念引入到正畸中的诊断和治疗设计中。Roth 认为：正畸大夫应该具备修复大夫的𬌗学知识。在矫治设计中要反映𬌗学理念。正畸大夫不能粗暴地仅仅为了排齐牙齿而截断咬𬌗功能，咬𬌗会影响到关节的位置：

1. 矫治目标应该是尖牙保护𬌗或者组牙功能𬌗。

2. 矫治结束后，正中𬌗位和正中关系位要匹配一致。

3. 在正畸诊断和方案设计中需要使用𬌗架。

RW 𬌗学理念的正畸大夫认为如果矫治中无法实现上述的平衡功能𬌗，这样的患者很容易会出现 TMD，反之他们也认为，通过控制牙齿咬殆能够治疗关节问题。但是从 1970 年到现在，还没有客观性研究证明 RW殆学正畸理念是对的。RW殆学正畸的理念主要还是经验主义，还不能称之为科学。

功能殆

功能殆的定义争论了将近一个世纪。迄今为止，关于功能殆的概念主要来源于临床经验。有人认为功能殆应该是尖牙保护殆：在侧向前伸咬殆的时候，只有一侧尖牙有接触，对侧牙尖咬殆无干扰，无法建立尖牙保护殆的病例有可能会出现关节问题。也有人认为功能殆应该是组牙功能殆，也就侧方平衡殆：在侧方咬殆的时候，非工作侧后牙牙尖轻微接触。Woda 在修复学杂志发表的综述阐明：在现实咬殆中，尖牙保护殆，组牙功能殆很少独立存在，往往是两者综合状态存在。简单地，我们可以这样理解，在青少年的时候，功能殆应该是Ⅰ类关系，随着年龄的增长，咬殆的磨耗，尖牙保护殆慢慢演变为组牙功能殆（图 21-19，图 21-20）。

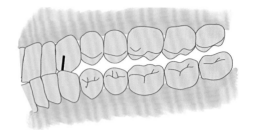

图21-20
尖牙保护殆

功能殆的定义是静止状态的，但是人的咬殆是随着年龄增长逐渐发生变化，这又是一个动态的改变过程。咬殆会随着牙齿磨耗，咀嚼肌肉运动的习惯，颌骨形态改建而逐渐变化。因此功能殆不应该是一个静止的定义，应该是一个能与颅颌面周围组织结构，形态功能相匹配的一种牙齿咬殆平衡的状态。鉴于如此纷繁复杂的因素影响到逐渐变化的咬殆，强调某种静止的咬殆状态优于其他咬殆状态是不现实的，也没什么实际意义（图 21-21）。

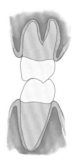

图21-21
功能殆

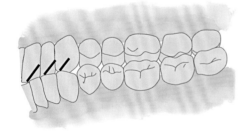

图21-19
组牙功能殆

1. 组牙功能殆 McNamara 研究表明：矫治后，即使有些咬殆没有达到功能殆的标准，也不会引起 TMD。

组牙功能殆的时候。如果非工作侧出现过长牙尖的咬殆干扰，这就是病理性问题。非工作侧的异常牙尖咬殆干扰需要调整。

2. 牙齿的正常磨耗

（1）正中关系位：髁状突的正中关系位置是受肌肉控制的，但是附丽于下颌骨的众多肌肉彼此之间的力量匹配，是随着年龄、环境和人体全身因素所影响的。因此正中关系位置是逐渐变化的，不是一个静止的状态。

目前正中关系位的定义是髁状突应该位于关节窝的最上最后的位置。几十年之

前的定义是髁状突的正确位置应该在关节
窝的最后最下方。这种定义的变迁主要来
自于 1970—1987 年之间的各种国际会议中
达成的某种妥协，来自于某些教授的经验。
并没有客观研究证实到底哪种位置是正中
关系位。具有殆学理念的正畸大夫认为，牙
齿的正中殆位应该和关节髁状突的正中关系
位置一致。同样这又是一个一厢情愿的理
念。没有研究证实正常的咬殆一定就应该是
两者协调一致的。事实上 93% 的关节正常
人群中的正中关系位和正中殆位都是不一
致的。组织形态学研究发现正中关系是个
范围，前后变化的范围在 4mm 区域。这是
Twin block、Acivator、Herbst 等功能矫治器
在生长发育结束后的病例中依然有效的主
要原因。

　　正中关系位是一个范围，不是固定的
位置。

　　既然髁状突的正中关系位是由肌肉确
定的。那么去除牙齿的咬殆尖窝定位关系，
就能把肌肉的功能显现出来从而确定髁状
突的正中关系位。这个东西就是殆板：比
较著名的是 lucia 前牙咬殆板，前牙有接
触，后牙没有接触。以此去除牙齿咬殆对
肌肉的干扰。但是，Karl 比较了使用咬殆
板和没使用咬殆板对髁状突位置的影响：
发现牙尖最大交错位时髁状突的位置和没
有咬殆控制的髁状突的位置相比，两者间
没有显著的差别（水平向相距 0.37mm，垂
直向相差 0.57mm）。这么微小的差别，不
具有临床意义。反过来想一下，凭什么认
为肌肉确定的髁状突的位置就是健康的、
理想的？事实上，颅颌面的肌肉、颌骨、
关节、牙齿彼此之间的协调才是最理想的
状态（图 21-22）。

　　（2）正畸诊断需用殆架吗？有几种殆
架，可调的，半可调的，平均值殆架。在我
眼里，就是模拟每个患者的关节结构，上

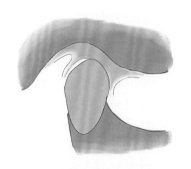

图21-22
髁状突的位置

下颌骨三维位置关系，评价牙齿的位置是
否适合个体的患者。1970 年 Roth 将殆架的
理念引入正畸诊断中：通过殆架，正畸医生
可以从三维角度更清晰地认识上颌骨的矢
状向、横向、垂直向的位置关系。殆学理念
的正畸大夫们认为正畸人群中 18%～49%
的人需要使用殆架帮助诊断。如下情况的
病例需要殆架协助诊断：正颌外科病例、
成人正畸、TMD、先天缺失牙、功能性反
殆、中线不调、开闭口运动轨迹异常，Frank
Corday 在 RW 中提倡使用 Roth 颌位运动记
录确定髁状突正中关系位置。但是如何确
定正中关系位置一直很模糊，争论很多。
方法也很多。首先正中关系位置是一个区
域，不是固定的位置，而且正中关系位置
还要因人而异。殆架很难模拟出髁状突的
真实位置。大约半个世纪以前 Posselt 创立
了 "terminal hinge axis"（终末铰链轴理论），
他认为在下颌开口之初的 20mm 范围内，
髁状突在关节窝内是旋转运动，达到最大
开口度之后髁状突开始平动。而且在他的
年代，当时的正中关系位还是单纯地认为
髁状突应该在关节窝内最后的位置。殆架
就是根据这个理论基础设计的。1995 年
Lindauer 研究证实，下颌开闭口时，髁状突
在运动时转动和平动同时存在，并不是单
独分开存在的。而且转动和平动的比例还
因患者而异。这说明，实际上髁状突的铰

链轴理论是错误的而且不存在的。

（3）Posselt 铰链轴理论：很多客观评价研究发现：临床医生其实无法通过咬殆记录确定髁状突的正确位置。很多的 MRI 影像的解释往往是一些医生为了证实自己的观点而加入的一些主观解释。此外，用殆架确定的下颌骨位置和不用殆架确定的下颌骨位置，相差只有 1mm，而且这仅有的 1mm 主要受到垂直高度的影响。这 1mm 对临床诊断的影响基本上微乎其微。

总之，我的经验：正畸诊断中，没必要使用殆架。但是下颌骨位置的不确定性的确影响到矫治方案，尤其下颌拔牙设计受下颌骨位置的影响更多。如何规避正中颌位和正中关系位不一致带来的拔牙矫治诊断误差呢？

我设计了如下拔牙方案：Ⅱ类可视化下颌拔牙方案，尤其前牙覆盖超过 6mm 的时候，不要随便拔下牙。

3. 如何处理关节问题

（1）关节功能紊乱：指的是髁状突在关节窝内正常转动的时候遇到了某些阻碍。主要是关节盘移位，有的出现弹响，有的没有弹响。关节盘移位最常见的是由于翼外肌功能亢进导致关节盘前移位。原则上，关节弹响不需要治疗，可以认为是正常范围之内。有时候我们在 X 线片上看到髁状突左右不对称，或者 MRI 看到髁状突位置不对，只要临床检查没有疼痛，这些都不能作为需要关节治疗的指征。

作为正畸大夫，我们要认识到：关节问题是复杂的，说不清道不明，尽量远离这个问题。而且，绝大多数的关节问题，会慢慢变好。不要急于针对关节治疗，有可能越治越乱。

重新捕获关节盘：1970 年 Farrar 发展出"重新捕获关节盘"理论，针对那些关节盘前移位的患者，根据这一理论，他制

作出引导下颌位置向前的殆板。前伸位殆板使下颌位置向前，引导髁状突位置向前，使髁状突和已经前移位的关节盘处于相同位置。两者重新形成稳定的匹配关系。一方面，在临床上，慢慢调磨殆板，引导下颌向后，髁状突有可能带着关节盘向后回到原来正确的位置。另一方面，前伸位殆板，使髁状突后方的组织长期处于拉伸应力状态，部分组织发生改建最终使下颌处于稳定的前伸位置，与前移位的关节盘匹配。目前还没有科研结果证实这个理论的正确与否，不过，我比较相信这个理论。尤其对于那些Ⅱ类患者，出现单侧关节弹响，关节运动不对称，中线偏斜的患者，我发现斜导对于这种病例很有效。不仅能前伸下颌追上前移位的关节盘，还能纠正Ⅱ类关系，调正上下中线。

前伸咬殆板导下颌见图 21-23、图 21-24 所示。

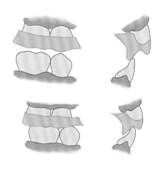

图21-23
前伸咬殆板导下颌向前示意图

（2）关节病的治疗：多年之前的有些大夫很看中咬殆和关节病之间的关系，貌似咬殆是关节问题的诱因。总试图通过调整咬殆来治疗关节问题。事实上，这种思路和治疗方法收效甚微。

目前的认识是：关节问题不是单纯的牙齿咬殆问题，更多的是全身因素、性别、内分泌因素、神经精神因素。同样的关节形态，同样的关节盘移位，髁状突磨

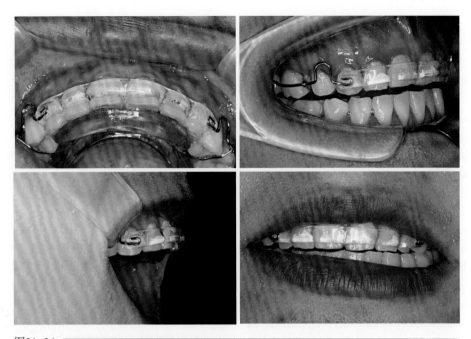

图21-24
前伸咬殆板戴入后的口内像

耗等问题，有的人感觉疼痛难忍，有的人毫无感觉，这就是痛阈高低的区别。治疗原则是：

- 引导下颌前伸的功能矫正装置，同时能够垂直向使髁状突向下，降低关节囊内的压力，从而缓解疼痛。这是一种行之有效的方法。

- 止痛：口服药或者物理疗法值得推荐。
  不要选择创伤性治疗方法，疗效不确定，而且可能出现术后的关节内组织粘连，使关节症状加重。我发现15～25岁的女孩子是关节弹响疼痛的高发患者群，因为这个年龄的女孩子体内激素水平变化很大，内心情绪不稳定，对外界敏感。由此产生的关节问题感知度也很高（比较敏感）。这时候，应该建议患者保守疗法，理疗或者内心安慰的疏导。绝大多数患者，过了敏感时期，自然就好了。

参考文献

ARNETT G W, JELIC J S, KIM J, et al. 1999.Soft tissue cephalometric analysis: diagnosis and treatment planning of dentofacial deformity[J].American journal of orthodontics and dentofacial orthopedics: official publication of the American Association of Orthodontists, its constituent societies, and the American Board of Orthodontics, 116:239-253.

BRIN I, BECKER A, SHALHAV M. 1986. Position of the maxillary permanent canine in relation to anomalous or missing lateral incisors: a population study[J]. European journal of orthodontics, 8:12-16.

BROWN R N , SEXTON B E , GABRIEL CHU T M, et al. 2014.Comparison of stainless steel and titanium alloy orthodontic miniscrew implants: a mechanical and histologic analysis[J]. American journal of orthodontics and dentofacial orthopedics: official publication of the American Association of Orthodontists, its constituent societies, and the American Board of Orthodontics, 145:496-504.

CASH A C, GOOD S A, CURTIS R V, et al. 2004. An evaluation of slot size in orthodontic brackets--are standards as expected? [J]. The Angle orthodontist, 74:450-453.

CHEN K, HAN X, HUANG L, et al. 2010.Tooth movement after orthodontic treatment with 4 second premolar extractions[J].American journal of orthodontics and dentofacial orthopedics : official publication of the American Association of Orthodontists, its constituent societies, and the American Board of Orthodontics, 138:770-777.

CHU S J. 2007.Range and mean distribution frequency of individual tooth width of the maxillary anterior dentition[J]. Practical procedures & aesthetic dentistry : PPAD, 19:209-215.

DE CLERCK E E, SWENNEN G R.2011.Success rate of miniplate anchorage for bone anchored maxillary protraction[J]. The Angle orthodontist, 81:1010-1013.

EIMAR H .2015.Orthodontic miniscrew implants usually are clinically effective to minimize undesirable tooth movements[J].Journal of the American Dental Association, 146: 203-204.

Hadler-Olsen S, Sandvik K, El-Agroudi M A, et al. 2012. The incidence of caries and white spot lesions in orthodontically treated adolescents with a comprehensive caries prophylactic regimen--a prospective study[J].European journal of orthodontics, 34:633-639.

HALIMI A, BENYAHIA H, DOUKKALI A, et al. 2012.A systematic review of force decay in orthodontic elastomeric power chains[J]. International orthodontics / College europeen d'orthodontie, 10:223-240.

HALL N E, LINDAUER S J, TUFEKCI E, et al. 2007.Predictors of variation in mandibular incisor enamel thickness[J].Journal of the American Dental Association, 138:809-815.

HESS E, CAMPBELL P M, HONEYMAN A L, et al. 2011. Determinants of enamel decalcification during simulated orthodontic treatment[J]. The Angle orthodontist, 81:836-842.

JARJOURA K , GAGNON G , NIEBERG L.2006. Caries risk after interproximal enamel reduction[J]. American journal of orthodontics and dentofacial orthopedics : official publication of the American Association of Orthodontists, its constituent societies, and the American Board of Orthodontics, 130:26-30.

JULIEN K C, BUSCHANG P H, CAMPBELL P M.2013.Prevalence of white spot lesion formation during orthodontic treatment[J]. The Angle orthodontist, 83:641-647.

KIM Y, HYUN H K, JANG K T. 2012.The position of maxillary canine impactions and the influenced factors to adjacent root resorption in the Korean population[J]. European journal of orthodontics, 34:302-306.

KOGA M. 2010.A precise bracket gauge for indirect bonding[J], Journal of clinical orthodontics : JCO, 44:741-742.

ZACHRISSON B U, MINSTER L, OGAARD B, et al. 2011.Dental health assessed after interproximal enamel reduction: caries risk in posterior teeth[J]. American journal of orthodontics and dentofacial orthopedics: official publication of the American Association of Orthodontists, its constituent societies, and the American Board of Orthodontics, 139:90-98.